"课程思政"改革试点创新教材

护理文化与职业道德修养

主 编 杨青敏 邱智超

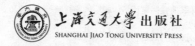

上海交通大学出版社
SHANGHAI JIAO TONG UNIVERSITY PRESS

内容提要

本书分为生命与死亡教育、疼痛与舒适护理、护理安全、护理文化与人文关怀、护理人际关系与人际沟通、社会学与护理职业道德、护理美学与护理礼仪、护理科学思维八个部分,编写内容包括护理范畴的护理价值观、人文关怀、人际沟通、职业道德、礼仪规范等方面的护理知识点。本书从护理专业实际出发,在不同的章节增加护生针对相应主题撰写的叙事教育作品,具有较强的实用性和可读性。

本书可供护理专业学生及临床护理工作者应用和参考。

图书在版编目(CIP)数据

护理文化与职业道德修养/杨青敏,邱智超主编.—上海:
上海交通大学出版社,2018(2020重印)
ISBN 978-7-313-19113-7

Ⅰ.①护… Ⅱ.①杨…②邱… Ⅲ.①护理—文化②护理人员—职业道德 Ⅳ.①R47②R192.6

中国版本图书馆 CIP 数据核字(2018)第 045153 号

护理文化与职业道德修养

主 编:杨青敏 邱智超			
出版发行:上海交通大学出版社	地 址:上海市番禺路 951 号
邮政编码:200030	电 话:021-64071208
印 制:常熟市文化印刷有限公司	经 销:全国新华书店
开 本:880mm×1230mm 1/32	印 张:5
字 数:116 千字	
版 次:2018 年 3 月第 1 版	印 次:2020 年 2 月第 2 次印刷
书 号:ISBN 978-7-313-19113-7	
定 价:35.00 元	

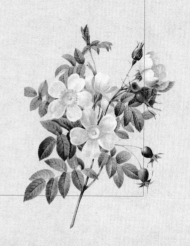

前言

"有时去治愈,常常去帮助,总是去安慰!"美国纽约东北部的撒拉纳克湖畔,E. L. Trudeau 医师的墓志铭上镌刻着这句名言。有时、常常、总是,就像三个阶梯,一步步升华为医者的三种境界。

现代社会科学技术发展日新月异,各种疑难杂症逐渐被攻克,药物治疗、手术治疗、介入治疗、生物疗法、免疫治疗等等层出不穷,但现实又告诉我们,不管新药物、新技术涌现频率有多快速,人类仍旧没有完全从疾病的痛苦甚至是死亡的阴影中挣脱出来。面对疾病、死亡,人的力量有时显得很柔弱、渺小。"治愈"是"有时",不是"常常",更不是"总是"。所以更多时候需要"常常去帮助,总是去安慰"。在帮助患者减轻痛苦的同时,学会去慰藉患者的心灵,让他们干干净净地活着、快快乐乐地活着、有尊严地活着。医务工作者不可能人人都能成为医学领域的顶尖人物,但只要有仁心,帮助和安慰就是我们最朴素、最难能可贵的东西,对患者的身心有着无穷力量的东西。

古希腊医学之父希波克拉底曾经有一句名言:"医生有三件法宝,第一是语言,第二是药物,第三是手术刀。"医学是一门"人学",抽去了医学的人文性,就抛弃了医学的本质属性。一名优秀的医者必须要在治疗疾病的同时,更多地去实践安慰、帮助患者的情感,本书旨在以护士人文修养为主线,强化政治方向和思想引领,凸显正确的价值使命,提升护生的人文素质综合修养,培养护生的爱伤观念,从而更好地为患者服务。

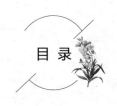

目 录

第一章 绪 论

第一节 叙事医学

医,仁术也。仁人君子,必笃于情。

——喻昌

一、 叙事医学的发展

(一) 叙事医学的起源

阿瑟·克莱曼较早叙述美国医学发展面临的人文缺失困境,他首次提出必须将"疾病"(disease)与"病痛"(illness)区分开来。他认为两者归属于不同的世界,疾病归属于医生的世界,而病痛归属于患者的世界。前者是被观察、记录的世界,后者是被体验、叙述的世界;一个是寻找病因与病理指标的客观世界,一个是诉说心理与社会性痛苦经历的主观世界。

克莱曼批判了现代医学所信奉的单边主义和唯技术论,认为技术至上的临床路径必然导致医生眼中只有病,没有人;只有公共指征,没有个别镜像;只有技术,没有关爱;只有证据,没有故事;只有干预,没有敬畏;只有护理,没有沟通;只有救助,没有拯救。技术与人文的疏离以及现代医学在冰冷的医疗器械中的迷失成了普遍现象,医学行为丢失了仁爱的圣杯,被技术主义所绑架,被消费主义所裹挟,成为不可爱的医学。他于 1988 年提出医患交流双方的解释模式和病痛叙事概念,认为医生应该把了解患者的叙事模式作为治疗活动的重要组成部分。在这样的背景之下,美国医学从业者认识到叙事在临床治疗中的重要作用,也促成了近年来叙事研究新方法与医学的结合。

(二) 叙事医学的提出

2001 年 1 月,美国内科医生 Charon 在《内科学年报》(Ann Intern Med)上发表"叙事医学:形式、功能和伦理"一文,首次提出"叙事医学(narrative medicine)"的概念。同年 10 月,Charon 发表文章,正式发起了"叙事医学"运动。

(三) 叙事医学的发展

近年来,叙事医学教育在国外高等医学院校逐渐兴起。据美国医学院协会统计,在 2009 年调查的 125 所医学院校中,至少有 59 所将某种形式的叙事医学作为必修课。目前,国外各医学高校开展的众多形式叙事医学教育尚未形成统一的教学目标,但大多围绕 Charon 提出的"叙事能力"的定义和内涵开展相关的教学活动。"叙事能力"不只是简单地沟通交流故事,而是要求医生帮助患者通过对"疾苦"的叙事来建构疾病的意义。该能力有助于临床医生在医疗活动中提升其共情能力、职业精神、亲和力(信任关系)和对自我行为的反思。

二、 叙事医学的内容

(一) 叙事医学的定义

"叙事医学"指的是一种医疗模式。在该模式中具有"叙事能力(narrative competence)"的临床医生通过"吸收、解释、回应患者的故事和困境",来为其提供充满尊重、共情和生机的医疗照护。通过对该能力的培养,有助于实现叙事医学"优化医生诊疗思维,实现职业自省,改进医疗服务"的目的。在叙事医学的实施过程中,医生需要倾听患者及他人的叙事,理解并尊重所述故事的含义,进而代表患者的利益去进行医疗活动。

(二) 叙事医学教育与叙事教育

"叙事医学教育"目前尚未形成明确定义,Charon 提出,通过特定的训练方法(如精细阅读、反思性写作、与患者专业的谈话),以提高临床医生和医学生对患者的照护水平,可以看作是叙事医学教育概念的雏形。

与叙事医学教育相类似的术语有"叙事教育(narrative pedagogy)",指的是通过叙述、解释和重构教育者和学生的故事、经历,达到教育目的和研究目的。

两者的相同点在于它们都是通过"叙事"这一过程,再现叙事者的世界观,重视的是人的情感、体验和主观诠释。叙事教育的本质是一种描述经验,解释现象的教学方法和教学研究方法。叙事医学教育则通常被认为是以培养具有叙事能力,能够开展叙事医学实践的临床医生为目的的完整教学过程。

(三) 叙事医学教学内容

>>> **1. 教学目标** >>>

Charon 在哥伦比亚大学医学院开展的叙事医学教学项目中提出,要培养医学生的一系列能力,其中包括"感知患者遭遇,理解所感知的遭遇,处理认知冲突.多视角看待疾病事件,设想疾病结局,采取一定行动"。

2. 教学方法

在叙事医学教育中,主要采用的教学方法有精细阅读和反思性写作。精细阅读指通过对不同内容和不同体裁文学作品的阅读,以培养临床医生和医学生的倾听和理解能力,实现"参与"这一过程。美国学者 Ker 指出医学教育领域中的反思性写作是"以自我意识和(或)专业成长为目的的对自身经历进行反思的写作"。

3. 教学策略

目前,国外各医科院校开展的叙事医学教育虽都围绕着培养"叙事能力"为目标,但各自的教学策略有所不同,总体情况可进行以下分类:依托课程教学的叙事医学教育和依托实践项目的叙事医学教育。

4. 教学资源

目前,叙事医学教学资源尚未形成完善的体系,大部分研究主要聚焦于叙事素材的整理和开发。叙事素材可以是不同体裁的文学作品,如小说、散文、诗歌、传记,也包括影视作品、照片等形式。杨晓霖根据素材内容不同,将国外的叙事文本分为以下 5 类:①疾病叙事作品;②关于医生负面形象的叙事;③医生作家关于行医治病的散文小说;④患者关于疾苦及重建被疾病摧毁的身份的叙事;⑤医生归纳、传递医疗知识的叙事。

5. 教学效果评价

叙事医学教学效果评价的内容围绕着叙事能力展开,包括接受培训者对于患者及其工作的态度,临床工作早期的习惯和愿望,学科知识的保留、表达和反思他们所见所感的能力,行医过程中的归属感及人文领域非认知方面的专业能力,如是否拥有诚信,富有同情心，为患者负责等。目前叙事教学效果评价的形式主要可以归纳为 4 种：①教师对学生的评价；②患者对学生的评价；③同学之间的互评；④自我评价与反思。对于学生叙事能力的评价，主要运用观察、问卷、访谈等方法，其中运用最多的是问卷法。

第二节　叙事护理

> 怎样将我所学到的应用在自己的护理工作中，这是蕴藏在我心里所要追求的目标。
>
> ——张祖华

一、　叙事护理的提出

叙事教育于 20 世纪 90 年代引入护理教育领域。在护理教育中，叙事教育是以研究为基础，通过解释现象学的方法，解释、分析和重构学生、教师、临床护士的生活经历，以达到教育目的的一种教学方法。

二、　国外叙事护理的发展

1993 年，美国护理教育家 Diekelmann 首先将叙事教育方法引入护理教育，提出叙事来源于师生在学习、教学中的共同经历。自此，美国、加拿大、新西兰等国的护理教育者开始在护理教学和研究中应用叙事教育。Swenson（史文森）等构建了以叙事为中心的家庭护理实践课程，通过倾听、解读患者及其家庭成员的故事来培养护生解决临床实际问题，为患者提供个体化关怀和照护的能力。

Adamski 等组织护生倾听临床护士的关怀故事，并一起分析、讨论，指出这种方法有助于护生传达关怀态度，提高感知关怀的能力，进而内化关怀内涵。Kirkpatrick、McAllister 等拓宽了叙事教育的应用形式，通过观赏电影、阅读文学作品的形式培养护生的人文关怀品质。Frei 等让学生观察、鉴赏系列油画等艺术作品，将人文关怀的叙事意图间接地隐藏在鉴赏情境中,为护生走进患者的内心世界,增进对患者的理解,引发对日常护理实践的反思提供了时间和空间。

Wall 等组织护生对所观看的电影展开讨论:电影制作人想要表达的是一种什么样观点? 在现实生活中,如果患者遇到电影中的情形该怎么办? 你又会如何反应? 通过对叙事资料的解读、分析、讨论、引导性的提问激发护生的人文关怀情感。

三、 国内叙事护理的发展

(一) 背景

随着科学技术的进步和卫生政策改革,我国的医疗卫生领域自 20 世纪 80 年代以来,对医学技术的重视程度越来越高,但却从某种程度上忽视了医学的人文属性。在医疗体系发展技术化和商业化的背景下,我国医学教育也逐渐地去人性化,医学生社会化历程也受到了限制。在此社会背景下,叙事医学对于和谐医疗环境的形成显现出一定的积极作用。

(二) 现状

在临床医疗工作中,护士相比医生接触、陪伴和照护患者的机会更多,更容易发现患者的心理和精神需求。国内尚少有研究将叙事医学的有关概念引入护理专业领域。我国护理研究者也逐渐开始在学习借鉴叙事医学有关理论和应用的基础上,将其与护理专业特点有机结合,以培养临床护士及护生的叙事能力,使其能够理解和回应患者的故事和困境。在护理活动中运用移情与患者进行深入有效的沟通和交流,并通过对自我行为的不断反思,来提高护理照护水平。这一能力的培养不仅有助于优质护理服务的贯彻落实,更有助于为患者提供更为人性化的护理照护。

（三）研究

我国护理学者郭瑜洁通过教学实验研究,提出了运用叙事教育法开展人文关怀教学的四步程序,即创设情境、激发情感、躬行实践、引导感悟,而国外学者在各阶段也有具体的应用研究。在护理人文关怀教育中,叙事教育能够为护生创造真实或类似真实的关怀护理情境,有助于老师与护生分享独特的关怀教育资源,可以有效地引导护生品德的整体协调发展。

我国护理教育研究人员高晨晨等采用参与式观察法、行为事件访谈法和文献调查法收集叙事素材,运用内容分析法进行资料分析,并对其进行叙事化处理和分类制作,开发了一套围绕护理对象生命周期的叙事护理素材,涵盖"生命伊始的相迎""成长途中的相伴""流金岁月的相依""桑榆到晚的相守""临别之际的相送"5个主题,包含电子故事、图片、影视、书目推荐4种类型的素材,共计107件。这些叙事护理素材为护理院校和临床开展人文关怀教学提供了内容丰富、主题鲜明、专业特色明显的叙事护理资源。

许多学者也将叙事护理应用于护理人际沟通的教学中。护理人际沟通学注重学生的实践应用和体验交流,以提高学生的沟通能力和临床应用能力为目标。叙事教育的特点(随机性、体验性、启悟性、创造性)符合这一教学目标,为护理人际沟通的教学提供了新方法、新思路。在课堂中,叙事教育通过故事形式描述课堂理论,通过艺术、电影和文学作品呈现课堂理论,通过叙事角色扮演升华课堂理论,丰富了护理人际沟通的授课形式的同时也提高了护理人际沟通的授课效率,简化了护理人际沟通的授课内容的同时也促进了教师自身的发展和提升。

（四）探讨

在我国护理教育的体制框架下,我们通过学习研究、查阅国内外大量文献,把当代医学伦理理论与实践的核心问题引入护理教育领域,将叙事医学的概念并将自身特点与护理教育实践相结合,重构医学人文精神,探讨适合我国护理教育实际的叙事护理教学模式、教学大纲及教材,为提高广大在校护生和临床护士的人文修养具有深远的意义。

课后习题

(1) 什么是叙事医学?

(2) 简述叙事护理的研究进展?

第二章　生命与死亡教育

 学习目标

（1）了解安乐死的概念以及现状。

（2）熟悉生命的概念和内涵；死亡的概念和内涵，世界各国对于死亡的不同界定标准。

（3）掌握在护理领域中如何对待患者的生命；正确地对待患者的死亡。

第一节　生命教育

生命，那是自然付给人类去雕琢的宝石。

——诺贝尔

案例引导

美国作家欧·亨利在他的小说《最后一片叶子》里讲了个故事：病房里，一个生命垂危的患者从房间里看见窗外的一棵树，在秋风中树叶一片片地掉落下来。患者望着眼前的萧萧落叶，身体也随之每况愈下，一天不如一天。她说："当树叶全部掉光时，我也就要死了"。一位老画家得知后，用彩笔画了一片叶脉青翠的树叶挂在树枝上。最后一片叶子始终没掉下来。只因为生命中的这片绿叶，患者竟奇迹般地活了下来。

试谈谈此案例给予你什么样的启示？

一、生命的概念

生命本质是过程。从宏观角度来说：一切都是生命，也就是过程。过程基本都有三个阶段：发生、存续、消亡。生物学定义：生命是由核酸和蛋白质等物质组成的分子体系，它具有不断繁殖后代以及对外界产生反应的能力。

人的生命可以分为生物性生命和精神性生命。首先是生物性生命。即人首先是作为自然生理性的肉体生命而存在的，这一点是与自然界的广大生物一样必须具有的基本属性。其次是人的精神性生命。人之所以为人就在于人有高于动物的意识活动，有超越生物性生命的精神世界。

《生命教育导师》培训课程把"爱即生命"(love is life)作为生命教育的核心理念。其基本模式为"呵护(care)、记录(record)、感恩(thanksgiving)、分享(share)"，简称"CRTS 模式"。该模式的基点在于把每个人都作为主体，围绕着"爱即生命"这一核心和天、人、物、我 4 种关系而展开。即人人都要呵护、记录、感恩、分享爱和生命，人人都要呵护、记录、感恩、分享生命与天、人、物、我之间的关系。

生命价值教育是指教育者引导护生充分认识生命的价值及其意义，从而使护生敬畏、珍惜、尊重和欣赏生命的一种教育活动。这对护生来说有着非常重要的意义，并与今后工作有非常密切的关系，一项调查研究数据显示，分别仅有 6.67％和 18.33％的护生表示接受过自杀预防教育反死亡教育，这与中国传统观念有很大的关系。自古以来，中国人都比较忌讳死亡，认为提到都会不吉利。护理工作是和生命打交道，所以要突破这一传统观念的束缚，护生应更多地了解死亡，接受死亡教育。

（一）古代生命观

古希腊的哲学家，倾向于把一切尚不了解的产生运动的原因称之为"力"。以后的学者们就借用了这个"力的概念，研究了各种运动,如物理学中的"引力""电磁力",化学中的"亲和力"等。研究取得了很多成果,但至今未弄清古希腊哲学家很早就提出了所谓"活力"或"生命力"是什么。

中国古代哲学家,倾向于把尚不了解的产生运动的原因归之为"气",生命被看作是"气"的活动。例如,"人之生也,气之聚也,聚则为生,散则为死……故曰通天下一气耳"。"气"也是不明确的概念,不同的学者有很不同的解释,如:"人之生,其犹冰也,水凝而为冰,气积而为人。"这里把生命的形成比作结冰的过程,也有把生命比作火的,如:"人含气而生,精尽而死,死犹澌,灭也"。

1. 特创论

认为生命是由超物质力量如神或上帝等所创造的,或者是由某种超越物质决定的。这是在人类对自然认识能力很低的情况下产生出来的观念,后来又被社会化的意识形态有意或无意地利用,致使崇尚精神绝对至上的人坚信特创论。

2. 自生论

上古时期人们对自然的认识能力较低,但已能进行抽象的思维活动,根据现象做出了生命是自然而然发生的结论。代表思想有中国古代的"肉腐生蛆,鱼枯生蠹",希腊亚里士多德的"有些鱼由淤泥及沙砾发育而成"等。

3. 佛教生命论

日、月、星、辰,风、火、雷、电、磁,金、木、水、火、土,是宇宙阴阳能量流转的低等体现,有了基本的自然元素条件,才能孕育生命。释迦牟尼佛说:"众生皆平等。"这里的生命泛指具有呼吸能力、延续能力的物体。呼吸是生命体表达阴阳的高级方式。

▶▶▶ 4. 精神宿命论 ◀◀◀

宇宙万物都是由"精神"所构成的,万物都是按神的旨意构造的,人是宇宙精神的个体化,宇宙的秘密即在人类自身,有待解读。人自己即为单个的宇宙整体,太阳穴对应着太阳的位置,心脏对应着地球的位置。古人的"天人合一"就是说万物变化都会有相对应的必然的内在联系,中医的"三花聚顶五气朝元"从某种意义上说,是人类与宇宙运动变化发展的关系。整个宇宙及世界是一个和谐的统一体,任何事物都逃不出这个和谐法则,都不可能孤立存在。

(二) 现代生命观

根据生命形态的表现特征所归纳的生命定义在现代科学出现后,人们对自然现象分门别类加以研究。不同科学从不同的角度来研究生命,因此对生命的看法也不尽相同。

20 世纪 50 年代以前,人们从所有生命形态的共同表面特征归纳出一个"生命"的定义认为:生命是一个具有与环境进行物质和能量交换、生长繁殖、遗传变异和对刺激做出反应的特性物质系统。这种定义,描述了生命活动的一般特征,具有一定的科学认识价值。但是随着科学的发展,人们愈来愈觉得这种定义有很大的局限性。因为所有的这些特征都可以有一些例外。

▶▶▶ 1. 化学进化论 ◀◀◀

主张从物质的运动变化规律来研究生命的起源。认为在原始地球的条件下,无机物可以转变为有机物,有机物可以发展为生物大分子和多分子体系直到最后出现原始的生命体。1924 年苏联学者 A. N. 奥帕林首先提出了这种看法,1929 年英国学者 J. B. S. 霍尔丹也发表过类似的观点。他们都认为地球上的生命是由非生命物质经过长期演化而来的，这一过程称为化学进化，以别于生物体出现以后的生物进化。

2. 宇宙胚种论

随着天文学的大发展，人们提出地球生命来源于别的星球或宇宙的"胚种"，这种认识风行于 19 世纪。所有生物有统一的遗传密码以及稀有元素钼在酶系中有特殊重要作用等事实，为该论点提供了一些支持。

3. 分子生物学

从生命物质微观构成的共性来概括生命定义。根据分子生物学的研究，人们对构成生命活动的基本物质有了比较详细的了解。生命体的形状、大小和结构可以千差万别，但它们都是由脱氧核糖核酸（DNA）、核糖核酸（RNA）和蛋白质等大分子为骨架构成的。

二、 生命的态度

（一）故事分享

有位太太请了个油漆匠到家里粉刷墙壁。油漆匠一走进门，看到她的丈夫双目失明，顿时流露出怜悯的眼光。可是男主人一向开朗乐观，所以油漆匠在那里工作了几天，他们谈得很投机，油漆匠也从未提起男主人的缺憾。

工作完毕，油漆匠取出账单，那位太太发现比谈妥的价钱打了一个很大的折扣。她问油漆匠："怎么少算这么多呢？"油漆匠回答说："我跟你先生在一起觉得很快乐。他对人生的态度，使我觉得自己的境况还不算最坏。所以减去的那一部分，算是我对他表示一点谢意，因为他使我不会把工作看得太苦！

油漆匠对她丈夫的推崇使她落泪；因为这位慷慨的油漆匠，自己只有一只手。

态度就像磁铁，不论我们的思想是正面抑或是负面的，我们都受到它的牵制。而思想就像轮子一般，使我们朝一个特定的方向前进。虽然我们无法改变人生，但我们可以改变人生观；虽然我们无法改变环境，但我们可以改变心境；我们无法调整环境来完全适应自己的生活，但可以调整态度来适应一切的环境。毕竟，你的生活并非全数由生命中所发生的事件所决定；而是由你自己面对生命的态度与你的心灵看待事情的态度来决定。

（二）生命名言

（1）生命，那是自然给人类去雕琢的宝石。

——诺贝尔

（2）生命是一条艰险的峡谷，只有勇敢的人才能通过。

——米歇潘

（3）一个伟大的灵魂，会强化思想和生命。

——爱默生

（4）世界上只有一种英雄主义，那就是了解生命而且热爱生命的人。

——罗曼·罗兰

（5）我们只有献出生命，才能得到生命。

——泰戈尔

（6）生命在闪耀中现出绚烂，在平凡中现出真实。

——伯　克

（7）我们的生命只有一次，但我们如能正确地运用它，一次足矣。

——英国谚语

（8）生命不可能有两次，但许多人连一次也不善于度过。

——吕凯特

（9）生命如流水，只有在他的急流与奔向前去的时候，才美丽，才有意义。

——张闻天

（10）尊重生命、尊重他人也尊重自己的生命，是生命进程中的伴随物，也是心理健康的一个条件。

——弗洛姆

（11）懂得生命真谛的人，可以使短促的生命延长。

——西塞罗

（12）使一个人的有限的生命，更加有效，也即等于延长了人的生命。

——鲁迅

（13）盛年不重来，一日难再晨。

——陶潜

（14）人最宝贵的是生命。生命每个人只有一次。人的一生应当这样度过：回忆往事，他不会因为虚度年华而悔恨，也不会因为卑鄙庸俗而羞愧；临终之际，他能够说："我的整个生命和全部精力，都献给了世界上最壮丽的事业——为解放全人类而斗争。"

——奥斯特洛夫斯基

（三）生命的诗歌

热爱生命

——汪国真

我不去想，
是否能够成功，
既然选择了远方，
便只顾风雨兼程。

我不去想，

能否赢得爱情，

既然钟情于玫瑰，

就勇敢地吐露真诚。

我不去想，

身后会不会袭来寒风冷雨，

既然目标是地平线，

留给世界的只能是背影。

我不去想，

未来是平坦还是泥泞，

只要热爱生命，

一切，都在意料之中。

第二节　死亡教育

人生是通往死亡的一次旅行。

——塞内加

案例引导

老王80岁的老父亲确诊为食道癌晚期，经过药物、放疗、化疗等一系列治疗，身体变得越来越消瘦，从原来的150斤降到不足80斤，颧骨高耸，眼窝深陷。医院认定治疗措施对他没有太大价值，老王很迷茫，他并不知道，除了医院，虚弱的老父亲还能去哪儿？"如果接回家，他会不会怪我没有尽力？他会不会带着遗憾，悲愤地离开这个世界？我又该怎样面对姐姐还有亲友的舆论？""最后一个月里，父亲被癌痛折磨得不成人样，一直高烧，身上插着各种管子，旁边心电图、脑电图滴滴地响……"用尽了各种治疗手段后，老人痛苦地熬了半个月，在一天凌晨2点走了。已过不惑之年的老王至今回想起来,还是忍不住红了眼圈。

试述:

(1) 如果是你,你该如何选择?

(2) 你怎样看待安乐死?

一、死亡的标准

(一) 关于死亡的医学发展背景

医学技术的发展尤其是人工呼吸机和心肺复苏术的出现,可以使部分患者恢复呼吸和心跳,使其生命得以挽救。

同时器官移植手术的发展,特别是心脏移植手术,要求供体的心脏是处于跳动状态,而这在传统死亡标准下便无法实施。由此可见,将心跳和呼吸的停止作为死亡的标准已失去权威性。

(二) 死亡的标准

》》》1. 哈佛标准 《《《

1968 年美国哈佛医学院特设委员会发表报告,首次提出了"脑死亡"的概念,并制定了世界上第一个脑死亡的诊断标准。在 1968 年召开的世界第 22 届医学大会上,美国哈佛大学医学院特设委员会提出了"脑功能不可逆性丧失"即脑死亡新概念,将脑死亡作为确定人死亡的新标准。

(1) 对外部刺激和内部需要无接受性和反应性,即患者处于不可逆的深度昏迷,完全丧失了对外界刺激和内部需要的所有感受能力,以及由此引起的反应性全部消失。

(2) 自主的肌肉运动和自主呼吸消失。

(3) 诱导反射消失。

(4) 脑电图示脑电波平直。

对以上 4 条标准还要持续 24 小时连续观察,反复测试其结果无变化,并排除体温过低(<32.2℃)或刚服用过巴比妥类药等中枢神经系统抑制剂的病例,即可宣布患者死亡。

2. WHO 标准

世界卫生组织(WHO)国际医学科学组织委员会也于 1968 年提出了类似脑死亡的 4 条诊断标准。

(1) 对环境失去一切反应,完全无反射和肌肉活动。

(2) 停止自主呼吸。

(3) 动脉压下降。

(4) 脑电图平直。

3. 中国标准

我国经过多年的研究和实践,与 2009 年完善和修订了成人脑死亡判定标准(2009 版)。

(1) 判定的先决条件:①昏迷原因明确;②排除了各种原因的可逆性昏迷。

(2) 临床判定(以下 3 项必须全部具备):①深昏迷;②脑干反射消失;③无自主呼吸(靠呼吸机维持呼吸,自主呼吸激发试验证实无自主呼吸)。

(3) 确认试验(以下 3 项至少存在 2 项):①正中神经短潜伏期体感诱发电位(SLSEP)显示 N9 和/或 N13 存在,P14、N18 和 N20 消失;②脑电图(EEG)显示电静息;③经颅多普勒超声(TCD)显示颅内前循环和后循环呈振荡波、尖小收缩波或血流信号消失。

(4) 判定时间:临床判定和确认试验结果均符合脑死亡判定标准者,可首次判定为脑死亡。首次判定 12 小时后再次复查,结果仍然符合脑死亡判定标准者,方可最终确认为脑死亡。

（三）死亡过程的分期

（1）濒死期（agonal stage）：是死亡过程的开始阶段，主要生命器官功能极度衰弱，逐渐趋向停止的时期。

（2）临床死亡期（clinical death stage）：心跳、呼吸完全停止，瞳孔散大，各种反射消失。临床死亡是临床上判断死亡的标准。

（3）生物学死亡期（biological death stage）：死亡过程的最后阶段，是指全身器官、组织、细胞的生命活动停止，称作细胞死亡，此期表现为尸冷、尸斑、尸僵、尸体腐败。

二、 对待死亡的态度

（一）安乐死的发展

安乐死的理论和实践都有很久的历史。古代斯巴达人为了保持人的健康与活力，会处死生出来就存在病态的婴儿。亚里士多德曾在其著作中表示支持这种做法。在《理想国》一书中，柏拉图赞成把自杀作为解除无法治疗疾病痛苦的一种办法。毕达哥拉斯等许多哲人、学者、政治家都认为在道德上对老人与虚弱者，实施自愿的安乐死是合理的。

安乐死的再次提出，并大肆宣传和广泛推行，发生在 19 世纪30 年代的纳粹德国。实际上，纳粹分子是在安乐死的借口下，实行种族灭绝政策。纳粹罪行的揭发，使人们在讨论安乐死和优生学问题时不能不有所忌讳。

1935 年在英国成立第一个自愿安乐死合法化委员会，3 年后在美国也成立了同样的委员会。1976 年后法国、丹麦、挪威、瑞典、比利时、日本，甚至在天主教信徒很多的意大利和西班牙也都出现了自愿实行安乐死协会。这些民间组织的宗旨在于使安乐死合法化。英、美的安乐死协会还曾起草过能妥善防止发生谋杀、欺骗、操之过急的提案。他们的提案均被国家和地方立法机构一一否决。1987年荷兰通过一些有严格限制的法律条文允许医生为患有绝症的患者实行安乐死。

尽管安乐死至今还没有在多数国家合法化，但人们对给予病情危重而又无法治愈的患者以死的权力和自由以摆脱残酷的病痛折磨的做法，愈来愈多地采取同情的态度，认为这是符合人道主义精神的。虽然西方许多国家都把安乐死看成为犯罪行为，但支持实行安乐死的人数在不断增加。如荷兰和比利时承认安乐死是合法的，人们可以立下遗嘱并告诉医生：一旦他们患了不治之症，生命行将结束时，不要再用人工延长生命的措施进行抢救。如日本的安乐死协会建立于1976年，三年后已拥有两千名会员。

从历史的趋势来看，1983年世界医学会的威尼斯宣言提出了消极安乐死的正式意见，同年美国医学会的伦理与法学委员会对于撤除生命支持措施的意见都已为安乐死实施创造了条件。

（二）安乐死的概念

安乐死（euthanasia）指对无法救治的患者停止治疗或使用药物，让患者无痛苦地死去。"安乐死"一词源于希腊文，意思是"幸福"地死亡。它包括两层含义，一是安乐地无痛苦死亡；二是无痛致死术。

中国的安乐死定义是指患不治之症的患者在垂危状态下，由于精神和躯体的极端痛苦，在患者和其亲友的要求下经医生认可，用人道方法使患者在无痛苦状态中结束生命。

（三）关于安乐死的社会争论

》》》 1. 消极的安乐死 》》》

许多医生认为，对于受到必死无疑的疾病折磨的患者，还是不要用人工的方法来延长其生命为佳，只要能使患者在死亡前比较舒适和安逸就行。自愿安乐死的人可在生前立下字据，授权医生，按其意愿在他们临终时不采用人工手段延长其生命。这种生前的意愿在法律上的效力，在世界各国与各地区并不一致。如美国1977年的"死亡权力法案"，要求医生尊重患者的愿望，已在许多州获得立法。

植物人不是天然的生命，而是高技术的产物，停止给植物人以生命支持的措施，并不意味着杀害性命，而只是停止制造人工的"生命"。而且这种没有意识，任人摆布的"生命"，是否符合患者的利益，甚至有损患者的尊严，还是一个值得讨论的问题。所以有人认为，植物人问题不属安乐死，而属死亡的尊严问题。但由于感情和医学伦理学传统的影响，还是会出现处理上的困难。

科学技术的发展，使过去难以存活的不正常婴幼儿可依靠先进的技术存活下来，当然，其生活的质量是低下的，他们还可能成为社会的负担。一般说，如果发现出生不久的婴儿有严重的生理或智力缺陷，现代医学确实无法补救，且这个缺陷将严重影响婴儿生活质量，在此情况下，而且只有在这种情况下，其法定监护人不愿意维持其生命时，医生可以接受监护人的意见停止其生命的维持措施，也即对于这种安乐死医生只能执行，给予咨询，而无权自做决定。

⟫⟫⟫ 2. 积极的安乐死 ⟫⟫⟫

关于积极安乐死的争论更加剧烈，因为这种安乐死，从法律上看具有杀人的动机、行为、后果，形式上与谋杀的界线难以划清。据收集的资料，世界各国，除个别国家对积极的安乐死持容忍的态度、免予追究法律责任外，一般都把它视为一种特殊的杀人罪，如美国、日本、瑞士、挪威、波兰、德国等。

有一种值得注意的意见：可以不把这个难题当作医学伦理学

问题,而作为当代社会生活提出的一个实际问题(即自杀的正当性问题)来对待。

在关于安乐死立法问题的讨论中,有人认为如果法律同意医生答应垂危患者安乐死的请求,那会树立一个杀害患者的先例,从而造成社会危机;于是医生可以不再下功夫研究患者的疾病。如果诊断错误(如误诊为晚期癌症),则积极地履行安乐死,造成的后果是无法挽回的。其次,在医生的角色中增加了杀手的内容,就违背了希波克拉底誓言的不得伤害患者这一基本要求。如果医生不仅治病,还杀人,这会严重影响医生的传统形象,而这种形象对于患者心理是有积极的、重要的作用。还有,患者的"同意"往往也存在问题,如果问一个受慢性病折磨的患者:你愿意继续受折磨还是无痛苦地"睡过去",患者鉴于他给他人(家属及医务人员)带来的负担,也可能回答:"杀死我吧"。综上所说,对医生来说,安乐死不应当成为一种解决患者痛苦的正常办法,在安乐死方面医生不应当起主动提倡作用,而只能扮演配合和被动的角色。否则就会削弱医生救死扶伤的斗志。

▶▶▶ 3. 安乐死的伦理争议 ▶▶▶

现代意义上的安乐死涉及不同的人或群体,包括安乐死者本人、医务人员、安乐死者亲属及其他需要医疗救助者。由于各方的社会身份、社会角色、责任和义务的不同,由于各方的世界观、人生观、价值观不同,导致不同的人或群体具有不同的安乐死观念,引发了如下 5 个方面的伦理争议。

1) 生命神圣论与生命质量论之争

生命神圣论与生命质量论之争是安乐死中首要的伦理争议。生命神圣论否认安乐死具有伦理价值,认为人的生命"神圣不可侵犯",任何人不得违背神的意愿而随意结束生命,包括自己的生命和任何他人的生命，即"人活着不是一种选择，而是一种义务"。由于西方的宗教传统，生命神圣论的观点颇为流行。生命质量论则肯定安乐死具有伦理价值，突出强调了人权和人的社会价值的重要性，认为人具有社会属性，因此一方面人必须保证最低限度的生命质量才有必要继续存活；另一方面人具有社会价值，当社会价值被破坏时，人的生命质量就失去了意义，人有选择结束自己生命的自由。很显然，生命质量论还逻辑地蕴含了另外两种被称为生命尊严说与生命自主权说的观点。因为当人由于自己的社会价值遭到破坏而选择结束生命时，事实上就是违背生命神圣论所认同的"神律"而做出的选择，同时这种追求生命质量的做法，也可以视为是维护生命尊严，如中国儒家文化中的"舍生取义"和西方的"为真理而献身"。

2）救死扶伤原则与减轻痛苦原则之争

在医学伦理实践中对安乐死的反对与支持主要反映了两种医学伦理原则，即救死扶伤原则与减轻痛苦原则之间的矛盾。救死扶伤原则自古以来都是医家的根本行为准则和职业道德。在被奉为医务人员操守准则的《希波克拉底宣言》中就明确表示"我绝不会对要求我的任何人给予死亡的药物，也不会给任何人指出同样死亡的阴谋途径"。成立于1947年的世界医学协会在充分肯定该誓言的基础上，制定了日内瓦法规，强调医生必须以保护生命为己任。因此恪守救死扶伤原则的人们认为安乐死违背了救死扶伤原则，是变相剥夺他人生命，有悖于医生的职业道德的行为。减轻痛苦原则也是医学伦理实践中的一条重要原则，医生的职责除了治愈疾病外，还包括为患者减轻痛苦。安乐死的支持者认为为患者治疗疾病是减轻痛苦，当患者患有不可治愈的疾病并遭受极其痛苦折磨时，使其结束痛苦无痛死亡亦是减轻痛苦，是人道的行为。而任由那些身患无法治愈的疾病，又面临死亡的患者饱受病痛与医疗手段的折磨，医生却无动于衷，这才是不人道的，才是有悖于医生职业道德的。因而现代医生的职责不仅在于"挽救生命",还包括采取一切必要措施来减轻或免除患者的痛苦,以表现对患者的深层伦理关怀。

3) 资源浪费与合理分配之争

在关于安乐死的争论中,资源的分配一直是争论的一个焦点。安乐死的支持者认为社会的人和财物等资源十分有限,将大量资源用于救治那些患有不可治愈病症的人,或者用于维持那些植物人以及重残儿童的生命,实质上是一种对医疗资源的浪费,破坏了社会公正,而允许患有不可治愈病症或植物人等的安乐死则能使一部分医疗资源节省下来,从而用于更需要医疗救助的人。反对安乐死的人则认为,虽然社会的人和财物等资源非常有限,但如果以"节约资源"为名为患有不可治愈病症者或植物人实施安乐死,则可能导致对人的功利化理解,而且每个人都是社会的组成部分,因而每个人理当享受基本的生存权利,以"节约资源"为名,为不可治愈者或植物人实施安乐死,强制性地剥夺了他们的基本生存权利,恰恰破坏了社会公正。

4) 尊重人权与情境选择之争

20 世纪 70 年代以来,有些学者将自愿安乐死限于承受难以忍受痛苦、自愿谋求死亡的绝症患者,认为患者拥有选择安乐死的权利,因此必须尊重他们的安乐死意愿,才能体现对患者的伦理关怀。但是也有学者出于境遇伦理学的考虑,主张人总是处于一定情境或境遇之中,并从这种情境或境遇出发做出自己的伦理决策,从而对患者的安乐死意愿的真实性提出诸种质疑:第一,每一个人都有活下去的权利,活着总比死要好。第二,自愿难以确定,一个患者在疼痛发作或因服用药物而精神恍惚或抑郁时表示的意愿是否可以算数?很可能在疼痛缓解或意识清醒时又放弃他的安乐死请求。第三,患者受到医生诊断的影响,有了某种绝望的愿望,但如果这种诊断是错误的,这又意味着什么? 因此,应当谨慎对待安乐死,不可轻易肯定其价值,也不能武断地否定其价值。

5) 中国传统"孝道"与现代亲情理念之争

在中国的安乐死讨论中,支持与反对的伦理之争主要表现为传统"孝道"与现代亲情理念之争。反对安乐死者认为,安乐死的适用对象主要是老年人群体和病患者,以孝悌为基础的传统道德要求子女和亲属必须对患有重病的父母和其他亲属细心侍奉直到患者生命结束,而出于减轻痛苦致亲人速死的安乐死则有可能使子女背上"不孝"的罪名,这容易对中国以家庭为核心的社会传统伦理模式构成严重威胁,导致"血浓于水"的亲情纽带断裂。安乐死的支持者则坚持认为传统"孝道"与现代安乐死在意蕴上不能相容,因为现代安乐死本身就是人的现代亲情理念的表现,即家庭中各成员之间的权利平等,子女和父母都拥有对自身生存利益的决定权利,当遭受不可治愈的疾病折磨、难以忍受病痛的情况下,父母本人拥有选择安乐死的权利,子女要尊重父母本人的意愿才是孝顺父母;而且现代亲情理念还认为子女应注重在长辈生前关心长辈,尊重长辈、提高长辈生活质量,这样才是真正的"孝"的表现,否则只能表明子女的自私自利。

》》》 4. 中国的安乐死现状 》》》》》

安乐死的问题在中国尚未正式讨论,但促使安乐死问题激化的那些先进的医疗技术,在中国已大量引进并推广。1988 年 7 月 5 日,中华医学会、中国自然辩证法研究会、中国社会科学院哲学研究所、中国法学会、上海医科大学以及其他有关单位,联合发起召开了"安乐死"学术讨论会。与会的各界代表一致认为,尽管中国在实际工作中,安乐死,特别是消极的安乐死几乎经常可以遇到(积极的安乐死,在中国已经公布至少 7 个案例,实际上大大超过此数),

通常并不引起法律纠纷,但是考虑到中国的具体情况,还不存在为安乐死立法的条件。讨论中出现的分歧意见与国外大体相同。

自 1994 年始,全国人代会提案组每年都会收到一份要求为安乐死立法的提案。在 1997 年首次全国性的"安乐死"学术讨论会上,多数代表拥护安乐死,个别代表认为就此立法迫在眉睫。看来安乐死立法已不能回避了。但法律实现的是大多数人的意志,安乐死是否符合大多数人的意志,眼下尚无科学性的调查结果。而且法律付诸实践,就有极大的强迫性,一旦安乐死立法,它就像横在患者面前的一把双刃剑,用得好,就可以真正解除患者的痛苦;用得不好,就可能成为剥夺患者选择生命权利的借口,被不法不义之徒滥用。

因此,在我国,虽然上海等地有悄悄实施安乐死的案例,但安乐死并未获得合法地位。据现行刑法解释,安乐死属故意杀人罪。对于其法律后果,一直有两种争论。一方认为,安乐死不能阻止行为的违法性,仍构成刑法上的杀人罪,但处罚可以从轻。另一方认为,安乐死虽然在形式上具备故意杀人罪的要件,但安乐死是在患者极度痛苦、不堪忍受的情况下提前结束其生命的医疗行为,而医疗行为是正常行为,因而可以阻却其违法性,不构成杀人罪。

三、 对丧亲者的安慰

丧亲者即死者家属,主要是指死者的父母、配偶、子女等。失去亲人,是家庭的重大事件,直接影响丧亲者的身心健康。家庭中的每一个成员很难面对亲人死亡的事实,从患者生病到死亡甚至到死亡后,对家属而言,也是一连串的哀伤过程。因此,做好丧亲者的安慰十分重要。

(一) 丧亲者的心理反应

丧亲者的心理特征主要表现为哀伤。根据学者派可斯

(Parkes)的观点,其心理反应可分为 4 个阶段:

(1)震惊和麻木:当家属获知患者得绝症或病情已到无法医治时,表现出不理解、不知所措和惊恐,难以承受既成的事实,甚至痛不欲生。病程短或突发意外死亡,震惊与麻木程度会更重。这种震惊也会发生在患者逝去后的最初阶段。家属的举止和谈吐可能会出现一些反常现象,如出现发呆症状,从几小时至几天不等,不能发泄自己的悲伤,以拒绝自己亲人已经死亡的事实。极个别的人因经受不了这种打击而自杀。

(2)思念与抗议:是感情最强烈、最痛苦的阶段。当他们意识到亲人确实死亡,痛苦、无助和气愤的情绪便伴随而来。哭泣是主要的表现方式,并伴随强烈的思念之情,渴望亲人能奇迹般的复活,便表现出对亲人遗物的珍爱,想起死者的音容笑貌,有时仿佛看到亲人的身影或听到其声音,觉得亲人还在身边。

(3)失调与抑郁:随着时间的流逝,丧亲者能理智地承认既成的事实。由于亲人的逝去,使日常生活发生了改变,伴随着无所适从的感觉,丧亲者感觉到独孤、颓丧,对一切事物没有兴趣,变现为冷漠、食欲减退和出现身体症状,老年人死亡率较高。

(4)复原:丧亲者已接受亲人去世的事实,逐步从颓废中解脱出来,开始变得理智并重新寻找新的生活方向和方式,建立新的人际关系和目标,将亲人永远怀念。

(二)丧亲者的心理安慰

护理人员应认识丧亲者的悲伤过程。死亡是临终者痛苦的结束,但同时又是丧亲者悲哀的高峰,护理人员应对丧亲者给予同情、理解和帮助,给予心理疏导和支持,以缓解他们的身心痛苦。

(1)分析丧亲者悲伤的症状,对其进行评估,按照悲伤的不同阶段给予相应的护理措施。

（2）鼓励家属宣泄感情，认真倾听他们的倾诉。

（3）给予心理疏导和支持，提供有关知识，安慰家属面对现实，帮助他们疏导悲痛，使其意识到安排好未来的生活和工作，是对亲人最好的悼念。

（4）提供生活指导和建议，根据具体对象和情况，给予经济问题、家庭组合、社会支持系统等方面的指导和建议，使丧亲者感受到温暖。

（5）随访丧亲者。目前，国外临终机构通过信件、电话、访视死者家属进行追踪随访，从而体现临终关怀工作的价值。

课后习题

（1）简述死亡过程的分期。

（2）观看影片《死亡医生 You Don't Know Jack》，谈谈你的感悟。

（3）你是否认同"死亡是生命的组成部分"这一观点。

学生作品欣赏："平行笔记"分享之——生与死的理解

学生作品之一

作者：心怡

生如夏花之灿烂，死如秋叶之静美

说起我对生命和死亡的理解。首先在脑海中出现了泰戈尔在《飞鸟集》中曾经说过的一句"生如夏花之灿烂，死如秋叶之静美"。

当我学习了护理专业，我对这句话又产生了不同的理解。作为护士，我们的工作就是迎接生命，拯救生命，送走死亡和哀痛。然而，在现实生活中，很少有人会平静地接受死亡。即使有，家属和医护人员也会想方设法挽救生命。现代医学的进步让生命的消失变成一条长长的、缓缓的曲线。

大约是在 7 年前，外公被确诊胃癌，求生的本能促使他接受了手术，术后的他只剩下四分之一的胃。我很感谢也很庆幸现代医学的发达以及医生、护士精湛的技艺，当然，也包括他自己严格地控制饮食，时至今日，他依旧很健康。

乔布斯罹患罕见的胰腺肿瘤，与病魔顽强抗争 8 年。他曾在演讲中说过："死亡是生命的完整，所以我将每一天都当作最后一天。"也许正是这种态度，他留下许多不朽之作。现代医学虽未能治愈他，却有效地延长了他的生命。

然而，医学的发达也是一把双刃剑，我们学了如何分析检查结果，往往从一个数据我们就能精确地知道患者身上发生了什么，但是我们却几乎没有时间体会患者在遭受疾病时的生活体验。

现代医学虽发达但绝非万能。死亡应该是一件自然的事。你或将死亡视为敌人，但它终将会来临。所以，我不再将患者的死亡视为一种失败，而是每个人必须经历的过程。如果我能够让每一位患者在生命最后一刻都过得很满足或很安静，能真正的死如秋叶之静美，那这就是最好的治疗了。

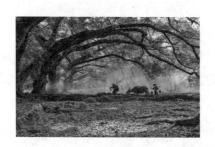

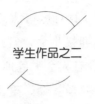

学生作品之二

作者：小艳

生命可贵

小时候，生与死在我脑海里就只是文字而已，根本不知道生与死是什么，只是很单纯地活着，但我很快乐。只要给我吃饱穿暖我便满足，哪怕是个火柴盒、木头块，甚至一根狗尾巴草给我玩，都感到无比幸福。

慢慢长大了，接触了护士这个职业，对生死才有了更深刻的体会。以前中专第一次在医院实习的时候，幸运地去了产科。一次在治疗室配药的时候，听到走廊里一个中年妇女在大声地打电话，老师正想让我出去叫她轻一点的时候，听到她说"我们丽丽终于生了！八斤八两的大胖小子，母子平安！嗯，是顺产！听护士说小家伙出来的时候拳头攥得紧紧的！"我没有出去，不敢打扰这份喜悦。虽然没看见人，但是我能想象得到她脸上的笑容，甚至仿佛能看到她眼角因过于激动的泪水。八斤八两的宝宝，能够顺产来到这个世界，是多么不容易啊，难怪小拳头攥得紧紧的，想要抓住这个世界，顽强地活下来。生命给人带来了希望和喜悦，当时的我便下定决心，为了守护这份希望，守护一个个努力来到这个世界的小天使们，把护理作为让我为之奋斗终生的事业！

有生便有死，死亡是不可避免的。当我们在等待死亡的时候，死亡也在等待我们，在我们彼此相遇的一刹那才有所体会。所有的所有不过如此！去年十月份，我爷爷因为病痛永远地离开了我们。所有人围在病床前，当呼吸停止的那一刻，在难过的同时，更多的是震撼！虽然在医院也看到过不少的人去世，但始终没有自己亲人的离世感受真切。因为不想让老人受苦,我们拒绝了气管插管等抢救措施,让爷爷安详地离开世界。一条鲜活的生命就这样突然消失,突然变成一堆黄土和一把灰,使我们大多数人心理难以承受的。可是,这是一条必经之路,对于爷爷来说,可能也是一种解脱。爷爷虽然走了,但他会永远活在我们心中。作为护士,我们会比常人经历得更多,面对死亡,尊重死亡,敬畏死亡,是一个合格护士的必修课。

因为死亡无处不在,所以生命才可贵。为了对得起当时来到世界时紧握的拳头,认真活好每一天,到死那天才不枉来这世上走一遭。想起老师第一节课时说的"人在天堂,钱在银行",在哄堂大笑的同时,大家有没有更深的感悟呢?

生如夏花之灿烂,死如秋叶之静美。我相信生与死都是美好的,每个人都有自己存在的价值,死应死的伟大,只有这样才不愧人的这一生。

学生作品之三

作者: 小炜

死亡何尝不是一种解脱

在上次实习过程中,我去过急诊重症监护室(EICU)和妇产科。经历过患者离世后家人的痛哭,也听到过一个小生命出生时全家的欢声笑语。

庄子在《大宗师》中这样看待生死:"夫大块载我以形,劳我以生,佚我以老,息我以死。故善生者,乃所以善死也。"他把死亡看成是长久地休息。对于这个观点,我是赞同的。

记得在外科有一个老爷爷,癌症晚期。那天在交班的时候听到护士说,这个床位的患者快不行了,要注意一点。我就特地留意了下那位老人,那时候他已经处于昏迷状态了,子女不在身边,陪在他身边的只有他的老伴,他的老伴就默默地坐在旁边。下午患者情况不是很好,老师说"走,我们去帮患者接个氧气。"我和老师一起过去了,但没想到,她的老伴拒绝了,说不要接了。老奶奶沉默了一会儿,慢慢地眼睛红了,哭着说:"你们不要动他了,让他好好地走吧,别管他了。"听到这话,当时我心里很难过,觉得在一起那么多年,一个陪了自己这么多年的人要离开了,以后再也见不到,听不到声音了,这本身就是一件很让人悲伤的事情,而老奶奶还要亲口说让他走。我没有经历过这样的事情,所以我无法体会老奶奶到底是以怎么样的心情和勇气讲出这句话的。我想,如果不是真的治不了,不是真的不舍得看着自己的爱人这样痛苦,她一定是不会做出这样的决定的。第二天上班的时候那张床在消毒,听说老爷爷是在凌晨走的。

在 EICU 里,我看过很多老人身上插满管子:胃管、导尿管、双腔鼻导管、PICC,时不时还要帮他吸上几次痰。因为长期卧床,身上有严重压疮,连翻身都是被动的每隔两个小时一次,有时候神志不清的老人会说"你们为什么要虐待我……"听到这话内心是有点伤心的,可是也从侧面反映了他们的痛苦……

对于他们来说,死亡何尝不是一种解脱,不是长久的休息?

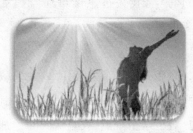

学生作品之四

作者：瑜卿

守护生命

每个生命的诞生都充满了神奇色彩。从婴儿的第一声啼哭开始，就注定了生命的曲折，也注定了最终死亡的结果。这是一个任何人都无法回避的现实。生命总是给予我们强大的力量，不断地推动我们前行的道路，也让我们不停地追逐，不断地成长。

生命是脆弱的但又是坚强的，总是在不断地创造奇迹，挑战着自己的极限。

在课上老师与我们分享了一段关于五胞胎的视频。孩子的出生是那么突如其来；孩子在抢救室里又是那么惊心动魄；孩子的转院路程更是那么胆战心惊。五胞胎出生时的状况十分差，都出现了呼吸困难、心力衰竭。最终第五个宝宝还是离开了这个世界，但我相信她会永远活在爱过她的人的心中。小宝宝们因为都是早产儿，所以许多器官和系统都还没有发育完全。体重也十分轻，最轻的一个只有 500g，像巴掌一般大；最重的一个也仅有 2 100g。她们凭借自己顽强的生命力，闯过了多道难关，顽强地活了下来。这就是生命，虽然十分脆弱，但也十分坚强，不畏惧死亡的威胁。

生命犹如单行道，没有回头的机会。这就需要我们在工作时不允许有一丝一毫的差错，要对他人的生命负责。前几天，我在微博上看到一则新闻：河南林州一家医院给 24 名患儿使用了已过期半年的生理盐水。看到这则新闻的时候，我十分惊愕，怎么会这样？不是都要三查七对吗？过期这么明显的数字怎么会没有看到呢？作为一名医务人员，在工作时必须要做到一丝不苟，药物必须核对清楚再给患者使用。人的生命只有一次，没有倒带，没有重来。

死亡，对于我们每一个人来说都不是一个陌生的词汇。作为生命的终点，死亡并不是每一个人都能够从容面对的。我们应该正确对待死亡，这样才会更加珍惜生命，珍惜我们拥有的美好时光。

生命是一种状态，有生命的诞生就有生命的离去，一个完整的生命意义包含着对死亡的理解。热爱生命是幸福之本，同情生命是道德之本，敬畏生命是信仰之本。作为即将成为医务工作者的我们应该怀着对生命的敬畏之心，投入工作岗位，让敬畏生命成为我们的信仰，这也将会成为我的信仰和为之奋斗一生的目标。

学生作品之五

作者：小雯

坚定信仰，为生命护航

人们心目中，对医学、医生有一种潜在的渴求，一种无声的呼唤，是什么呢？是慈爱、是温暖、是悲悯，是医生、护士除了技术精湛之外还要有的人文关怀。那么作为守护生命的白衣天使，我们要怎么样做才算是对生命的一种尊重呢？

为医学事业终身未婚的中国妇科、产科医生和医学科学家——林巧稚前辈，为我们树立了一个好榜样。她总是轻声安抚患者，当患者躺下后，她会为患者遮挡好身体，检查的动作特别轻柔、小心。有一次，一个年轻医生给患者做妇科检查时，没有拉好遮挡的布帘。林巧稚立即过去拉好布帘,她走到学生身边说:"请你注意保护患者。"她的学生都记住了老师做妇科检查的要求:安慰患者、保护患者、动作轻柔。林前辈在细节处严格要求年轻医生,看上去这些事情与检查治疗的结果关系不大,但正是这些细节处体现了她对患者的尊重。她常说,所有的检查治疗都不过是方法和过程,它指向的目的只有一个,就是对每一个患者负责任,让人更有尊严地生活。

谈到敬畏生命,让我顿时想到入殓师这个职业。入殓师又称为葬仪师,是为死者还原未死的状态,尽可能还原完整面容和身体;也就是为死者化妆整仪,纳入棺中的职业。很多人说,入殓师是一个与死神联系在一起的职业,除了要接受无休止的恐惧之外,还无时无刻不在接受着死者家属激动的情绪。但 90 后的入殓师艾美丹却认为"每一具遗体背后都有一个故事,每一次为逝者整理仪容都是一次感悟。"她说,有一次,她为一对坠湖的年轻情侣主持告别仪式,看着台下哭得撕心裂肺的家属,她由衷地感受到生命的脆弱。工作对我的影响就是让我更深刻地感受到生命的力量,告诉我要更加敬畏生命。正是因为每天接触死亡,艾美丹对生命有了同龄人无法企及的体会。入殓师用手中的化妆笔细心工作,让逝者带着人生谢幕时的美丽走得体面尊严,让家属获得了心灵上的安慰感到温暖,这何尝不是对生命的尊重和敬畏呢!

医者仁心,我们尊重和爱护每一个生命,并为此承担着误解、风险和艰辛。而那些纠纷和抱怨,有时会让我们无奈和委屈,而当我们面对生命的脆弱,面对那些渴求健康权力的眼神,我们还是会选择坚持走下去,正是因为我们有着那份对生命的敬畏之心!

生与死的故事分享

以下两则故事选自《死亡如此多情——百位临床医生口述的

临终事件》一书,这是一部由百位医护人员共同完成的感人至深的叙事医学纪实作品。书中 120 余篇口述实录,每一个故事都是真实发生的,每一个故事都令讲述者难忘,所有被采访的医生为我们还原了一个又一个感人的生死现场,希望传达"符合个人意愿的有尊严的死亡"理念。我们借此可以重新认识身体和心灵、痛苦和疾病,以及生命和死亡。

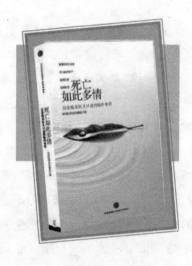

父亲的死亡令我刻骨铭心

我的父亲活了 81 岁,在 2010 的寒冬,因无法控制的肺部细菌感染离开。

对待死亡,父亲非常矛盾,在最后两年的时间里,他因严重的忧郁症而顽强地自我挣扎着,并折磨着亲人们。他生过很多"病",几乎每三天就会生一次"病",总是在我耐心解释或体检后"治愈",然后再"复发",不断地循环着。但也的确因前列腺增生而做过两次手术,从此经常陷入排尿困难的自我恐吓中。去世前 3 个月,他防不胜防地摔倒在卫生间,导致左股骨颈骨折并接受了股骨头置换手术,从此身心发生了更大的负面变化,尤其是因不再有独立行走的能力而苦不堪言。

他经常唠叨着死亡,经常告诉我们他期盼着离开这个世界,但是从未有过自杀的举动,直到生命最后几个月的某一天,他对我妈说:"我现在真的不怕死了。"这时,他的健康状况真的急转直下。今天回忆起来,我才体会到"不怕死"究竟意味着什么,其实这是一个人放弃生的愿望的一种心理反应,同时也肯定会产生一种自我暗示,其结果很可能导致身心两方面的松懈。那个时候,我们一家人都还觉得那不过是"狼来了"的故事的前半段,知道他患了非常严重的肺部感染,我才意识到,父亲的确放弃了生的愿望。

2010 年冬季,父亲如同往年一样,总是咳嗽,时轻时重,而且总是在咽口水时呛咳,很痛苦。耳鼻喉科医生认为是由于岁数大了,喉返神经反应迟钝的问题,没有有效的治疗措施。我也这么认为,因此采取的措施是尽量不让他直接喝水,代之以吸管吸水。呛水或吸入食物的后果一定是肺部感染,遗憾的是作为肾内科医生和感染专科的我,并没有意识到这个问题的严重性。十二月最后一个周日的晚上,我从外地出差回到家中,家人告诉我,父亲已经连着两天拒绝吃任何东西,而且咳嗽加剧。我把父亲从床上扶到桌子面前,当时我有两个想法,一是必须吃些东西,尽快让他得到营养的补充;另一个想法是,是不是又在闹绝食。于是,就逼着给他喂了一些面条,期间忽然发现他不能维持坐姿(回忆这些是非常折磨人的),我的心咯噔了一下:这次狼真的来了哇,父亲病重了。

做了简单的肺部听诊后,我意识到父亲肺部感染不轻,立即把他送到医院呼吸科住院,摄片后确诊为肺部细菌感染,自此开始了连续 10 天的痛苦和无效的抗感染过程:面罩正压给氧、联合使用抗生素,支气管镜下冲洗吸痰、经鼻胃管补充能量合剂、静脉补充白蛋白、纠正水电解质紊乱等,应有的治疗措施均完全到位,可是病情不仅没有好转反而持续加重,高热不退,肺部炎症不消退,血氧饱和度不能维持正常值。父亲因为缺氧而开始张口呼吸,因此黏膜严重萎缩,舌头也严重萎缩,最后的三天因为舌头的萎缩而不能正常发声,在孙子和外孙来看他时,才勉强最后一次睁开了眼睛。住院的 10 天时间里父亲没有提出任何要求,也没有留下任何嘱托,痛苦却很奇怪的坦然。看着父亲对生命的放弃,我突然感觉到一种难以名状的费解和刺痛:父亲怎么就真的要死掉了呢? 怎么就真的救不活了呢? 尽管如此,在父亲临终前我还是保持了足够的冷静,我告诉父亲的主治医生:一旦血压下降到休克的程度,并且升压药不能维持血压,那就不要继续使用升压药,不要往心内注射肾上腺素,不要使用呼吸兴奋剂,不要进行胸外按压,不要使用除颤器,更不要做气管切开。我知道这些所谓抢救措施都是毫无意义的,只会破坏父亲的躯体,有损他的尊严。

在过去行医的日子里,我经常会劝一些毫无挽救生命希望的患者家属给临终者以尊严,但是极少被接受,甚至为了等待某个未到场的家属而强求医生护士实施胸外按压长达数个小时! 我也会因此感到很无奈和遗憾,有时会唏嘘。但是面对自己的临终父亲,我可以拒绝对父亲实施摆设式的抢救,也有勇气承担所谓的舆论责任。

2011 年 12 月 29 日凌晨 2 点,父亲不再有心跳和呼吸,我拒绝了住院期间护理父亲的卫生员的好心,亲自为父亲的躯体做了最后的擦洗和清理。擦拭的毛巾上浸透了我的很多泪水,父亲的遗体上留下了我的很多泪水。老人们都说泪水不能流淌在遗体上,推测这也是数千年来死者的遗体不能由亲人擦洗的风俗的由来,但是我却让我的泪水给父亲留一个纪念,让他在九泉之下知道儿子的伤心,甚至悔恨。父亲穿着他喜欢的西装、洁白的衬衣和黑色皮鞋,扎着彩色领带,走入了另一个世界。

他还和我说他的存折和密码放在哪儿了

医生面临死亡最多的科室应该是肿瘤科吧,业内戏称为"太平间的中转站",偏偏我刚参加工作就分在那儿。十年过去了,我曾经主管的第一例患者我还记得清清楚楚,连他的个人基本信息,甚至住过的床号都记得。没在时光中淡忘,这不是我记性好,更不是职业素养高,只是那确实是一个活生生的人,用他最后的旅程留下的烙印吧。

出于职业操守,我要保护患者隐私,按照山东人的习惯,就叫他李师傅吧。李师傅年轻时肯定是个标准的山东大汉,入院时也能看得出来,质朴刚强,丧偶多年,一个人过,子女都不在身边。李师傅孤身一人带着全套行头走进病房,东西往床头一撂,磕掉鞋子,双手扶着膝盖,盘腿端坐在床上,那架势就像出门旅游到了歇脚的地方,从容淡定。

看我挺困惑的,这是患者吗?不等我询问他就主动讲起自己的病情进展、就诊经历、此次住院的目的,说得条理清晰、言简意赅,就像是在说发生在别人身上的事情,让我再次怀疑,眼前真的是位饱受疾病折磨的晚期肺癌患者?站在他面前,我反而挺局促的。我赶紧表示,住院患者是要家属陪床的,至少也要让家人知道。

"诊断时专家说我还有三个月,我觉得自己还能撑一阵,孩子们都忙,我想晚点让他们知道。"看见我没有说话,他又赶紧说:"我现在也就是晚上特别心烦,不想一个人在家,如果不行,我就再晚点来住院?"

现在想起这些话,还是特别有感触。大概是他的话和他略显不安的表情特别打动我,我跟自己说别自找麻烦,以后要多留心关照顾他了,别出什么问题就行。

后来除了每天早上的查房，有时间我就到他那里坐坐，帮点力所能及的小忙，这样不知不觉我们就混得很熟了，几乎无所不聊，他还跟我说了他写的遗书、存折和密码放在家里什么地方，什么都跟我讲。我也发现，李师傅心很细，优点很多，不过就是家长作风，他安排好的事，九头牛都拉不回来。我说，你就是操心的命，都这时候了，多操心自己吧。他笑了笑，"你不懂"，侧头凝视着远方，好像是在享受着某种温馨的牵挂。

大约过了两个月的时间吧，李师傅到了生命的最后阶段，除了一阵一阵几乎使他窒息的咳嗽，心脏功能也开始衰竭，无法平卧，无法进食，无法睡觉，每时每刻都在拼尽全身力气呼吸，就像是空气中没有了氧气，笼罩在他周围的全是死亡，无法挣扎，无法躲避。这时候给他上什么药都没用，把吸氧开到最大流量也没有任何帮助。有时候他会牵着我的手不放，好像在他牵我的手的时候，他眼中闪现出希望和片刻的平静。但是我却一点办法都没有，有种无能为力的感觉。也曾想过逃避，但不知道若我不出现李师傅会怎么想。也不忍心就说没希望，虽然他也明白。到这个时候真是百感交集。

李师傅走的时候，我和他的孩子都在。我平静地帮他们给李师傅穿上衣服，然后拨了太平间的电话："5 楼 23 床"。那边应了一声，我甩下电话，快步冲进卫生间，蹲在地上，再也忍不住，开始哭。也记不得那天后来是怎么过的，下班的时候只感觉全身没劲，走不动也不想走，索性就打了个人力三轮，上车的时候我觉得嗓子痒，使劲咳了一下，居然咳出一口鲜血。到现在我也没有办法用医学知识来解释这口血，也许是我当时太敏感，也许这是一个可敬的生命印在我一辈子中的印记吧。

第三章 疼痛与舒适

第一节 疼痛护理

用笑容温暖患者，融化患者的疼痛。

案例引导

王阿姨，60 岁，"肝癌晚期"住院，意识较清醒，能交流。患者静卧时偶尔痛，翻身咳嗽时疼痛加剧，不能忍受，睡眠受干扰，要求用镇痛药。

试述：

（1）按 WHO 的疼痛分级标准评估该患者，其疼痛为哪一级？

（2）推荐该患者使用什么样的疼痛控制标准？

（3）可采取哪些护理措施缓解患者疼痛？

一、疼痛概述

（一）疼痛的概念

国际疼痛学会对疼痛的定义为：疼痛是非愉快的感觉体验和情感体验，通常是发生在各种组织损伤乃至继续组织损伤时的一种特殊表现。目前疼痛已成为继体温、脉搏、呼吸、血压四大生命体征之后的第五生命体征。

（二）疼痛的特征

疼痛具有下述特征：①它是一种重要的生物安全机制，当出现情况时它能唤起避免损伤的行为；②疼痛是一种个人的、主观的、多方面的体验，根据不同的生理、心理、社会和文化因素而变化。

（三）疼痛对生活质量的影响

疼痛不仅给患者躯体带来不适，而且对精神、心理和体质等方面也会产生不同程度的影响，直接影响患者的生活和生存质量。严重的术后疼痛常常导致患者睡眠不足，造成情绪低落，妨碍组织康复，其结果必然加剧患者对止痛剂的依赖，延长住院时间；持续的疼痛还能引起失眠、体重增加、便秘、高血压、紧张和抑郁。

（1）对呼吸的影响：剧烈疼痛可导致呼吸浅而急促，甚至呼吸困难直至呼吸暂停。

（2）对功能锻炼的影响：患者因怕疼痛而不敢活动，而延迟愈合时间，甚至造成关节僵硬。

（3）对神经的影响：疼痛刺激可引起内分泌紊乱，分解代谢增加，导致高血糖、负氮平衡、耗氧量增加、体温增高，引起心跳加快、心搏出量增加、血压升高，严重疼痛也可引起胃肠道反应，出现恶心、呕吐、消化能力下降、食欲减退以及影响睡眠等。

（4）对心理的影响：疼痛常引起恐惧和焦虑，长期疼痛的折磨还容易使患者产生悲观绝望，甚至产生轻生的念头。

（四）引起疼痛的原因及影响因素

≫≫≫ 1. 疼痛的原因 ≫≫≫≫

（1）温度刺激：对人体感觉来说温度过高或过低都会引起疼

痛。例如,接触过热的东西会造成皮肤烫伤,而天气过冷会造成皮肤冻伤,引发剧烈疼痛。这主要是人体皮肤内分布着大量的皮肤感觉神经接收器,包括冷接收器、热接收器和冷与热痛觉接收器,且各种接收器在全身各个部位的分布不同。

（2）化学刺激:如强酸、强碱等可以直接刺激神经末梢引起疼痛或组织损伤而释放致痛物质,然后再次作用于游离神经末梢,引起疼痛。

（3）物理刺激:如刀割伤、针刺伤、肌肉受到挤压等可直接刺激游离神经末梢,引起疼痛。

（4）病理因素:某些疾病造成机体的组织缺血缺氧,空腔脏器的过度牵拉,平滑肌的痉挛等均可造成疼痛,如胃痉挛造成的疼痛。

（5）心理因素:情绪紧张、低落、悲痛、恐惧等不良心理状态都能引起局部血管扩张或收缩而导致疼痛。如神经性疼痛常因心理因素引起。

>>> 2. 影响疼痛的因素 >>>

疼痛是直觉、生理、感觉情绪和其他反应的相互作用,与一连串的体验有关,因此影响疼痛的因素有很多,主要有如下几种。

（1）年龄:个体对疼痛的敏感程度随年龄不同而不同。婴儿对疼痛不敏感,随年龄的增长对疼痛的敏感性增加,老年人对疼痛的敏感性又随之降低。所以在临床实践中,要特别注意对老年人及婴儿的疼痛护理。例如,给老年人患者使用热水袋取暖时温度不宜过高,否则容易烫伤。

（2）性别:通常情况下男女对疼痛的感觉相似,无明显差异。目前关于性别是否是疼痛表达的影响因素还不确定。因此,在疼痛的管理中应意识到自身可能存在的偏见,应尽量避免。

（3）文化背景：患者所生活的社会环境和多元化的背景对患者在疼痛的忍受和意义认识上影响很大，有些人能忍受强烈的疼痛，尤其是在隐私部位；而有些人对疼痛却特别敏感。在评估患者疼痛时应考虑到患者的社会文化背景。

（4）个人经历：个体对任何单一刺激产生疼痛都会受到以往类似疼痛体验的影响。

（5）注意力：个体对疼痛的注意力分散时，疼痛的痛觉就会减轻。因此，在临床中，常应用松弛疗法、音乐疗法等，帮助患者减轻疼痛。

（6）情绪及精神反应：积极的情绪可以减轻疼痛，相反消极的情绪会增加疼痛。

（7）疼痛的意义：患者对疼痛意义的理解可以影响其对疼痛的体验和适应程度。

（8）个体差异：疼痛的程度和表达方式经常因人而异。自尊心较强的患者对疼痛的忍受力较强。

（9）疲劳：可以提高对疼痛的感知，减低对疼痛耐受力，在长期慢性疾病中尤为明显。当患者得到良好的休息以后，疼痛会减轻，反之加重。

（10）应对方式：可以影响患者处理疼痛的能力，内控者认为环境和事情的结果都在他们的掌控之中，相反外控者依赖外部环境因素来缓解疼痛，应对方式也因此有差异。护士应弄清楚患者的应对资源，并将其纳入护理计划当中以支持患者或缓解疼痛。

（11）患者的支持系统：有家属或亲人陪伴时可以减少患者孤独和恐惧感，从而减轻疼痛。

（12）治疗及护理因素：许多治疗和护理因素会影响甚至加重患者的疼痛，如治疗和护理操作本身给患者带来疼痛；对护士疼痛的理论及实践掌握不够，或评估方法不当，影响对疼痛的判断与处理。

（五）疼痛的控制

（1）疼痛的药物治疗。WHO推荐阶梯用药止痛法治疗疼痛。第1阶段为非麻醉性止痛药，如非类固醇类抗炎药、非那西丁、阿司匹林等；第2阶段为弱麻醉性药物，如可待因、右旋丙氧酚等，适用于第1阶段止痛药效果不理想的患者；第3阶段用药为强麻醉性药物，如哌替啶（杜冷丁）、吗啡等，适用于重度疼痛的内脏痉挛痛，大、中型手术后疼痛。

（2）患者自控止痛法。患者通过一个电子仪器控制的注药泵将药物按一定的浓度和速度注入体内，由患者自己管理，能及时有效地缓解疼痛。

（3）硬膜外给药。用于控制手术后的疼痛，术后保留硬膜外导管连接止痛泵，提供持久的止痛效果。

二、疼痛护理

（一）疼痛的评估

治疗疼痛，准确有效的评估是第一步。评估不仅可以识别疼痛的存在，还有助于疼痛治疗效果的评价，目前较为普遍使用的疼痛程度评估工具有如下几种。

（1）文字描述评分量表（verbal descriptors scale，VDS）。

（2）数字评分量表（numerical rating scale，NRS）：由患者在10分制的标尺上根据疼痛自评：0级为无痛，1～3级为轻度疼痛，4～6级为中度疼痛，7～10级为重度疼痛。

（3）口头评分量表（verbal rating scale，VRS）。

（4）视觉模拟评分表（visual analogue scale，VAS）；Wong-Banker面部表情量表。

（5）MEGILL 疼痛问答法：将疼痛分为 5 级，即 0 ＝ 无痛；1 ＝ 有疼痛感，但不严重；2 ＝ 轻微疼痛，不舒适；3 ＝ 疼痛，痛苦；4 ＝ 疼痛较剧，有恐惧感；5 ＝ 剧痛。

（6）Memcllan 疼痛估计表：疼痛程度用目测直观疼痛标尺表示，并在印好的人体正面、背面、侧面图上画出疼痛部位（患者或护士画），护士记录疼痛的时间、性质、止痛措施及疼痛对患者的食欲、睡眠、注意力、情绪、社交活动的影响。

（7）儿童疼痛表示法：应用 Eland 颜色记分表示疼痛，让儿童用彩笔在图案上标出疼痛的程度及部位。

（8）用形容疼痛程度的词语描述疼痛：melzack 用轻度疼痛、重度疼痛、阵痛、可怕的疼痛和无法忍受的疼痛等来帮助患者准确描述自己的疼痛。

（9）其他：观察患者的行为改变、表情活动、睡眠及饮食等，以及生命体征的改变，如呼吸、心跳等，间接了解患者的疼痛程度。

（二）疼痛护理的实施

患者有要求镇痛的权利，医护人员负有评估和减轻所有类型疼痛的义务。疼痛的护理措施如下。

》》》 1. 有效评价患者的疼痛 》》》

护士应根据患者及本科室的实际情况选择合适的疼痛评价工具。各种评估工具有其各自的优点和不足：VAS 简便易行，但精确度稍差；NRS 精确、简明，但用于没有数字概念的患儿较困难；VDS 醒目、便于理解，但对不识字的患者难于使用；面部表情量表没有文化背景的要求，但需仔细辨识等。

评估的内容不仅包括身体上的痛苦，还要关注患者的心理感觉，同时护士在医生、患者及其家属中也起着协调的作用。了解疼痛对患者心理和精神方面是否有影响，患者是否存在沮丧、恐惧、焦虑、缺乏自信等表现。疼痛是一种主观的感觉，是患者的自我认识，自身的体验，因此护士在对患者进行评估时要相信患者的主诉。

2. 协助医生为患者缓解疼痛

疼痛的治疗需要依据医生的医嘱，但是护士也应该知道疼痛的治疗方法和止痛的原则。对医护人员进行术后疼痛管理和麻醉药使用知识的教育和培训是十分必要的。

护士要认真检查导管是否固定妥当，镇痛期间，给患者擦澡、更衣、翻身等各项操作，要严格小心保护，防止滑脱或扭曲；注射药物时要严格执行三查八对及无菌操作，防止硬膜外腔感染；对穿刺点要每日换药，并观察局部皮肤有无发红、脓性分泌物渗出等感染征兆，发现问题及时处理。

患者服用药物或使用其他止痛方法后，护士应观察患者的呼吸、脉搏、血压、血氧饱和度、尿量、液体输入量等。尤其是止痛泵镇痛（PCA）和硬膜外麻醉止痛药对患者有潜在的危险，会影响呼吸功能，应连续监测呼吸。

3. 对疼痛的治疗效果进行观察和记录

对疼痛的治疗效果进行观察和记录能为医生调整用药提供充分的依据。护士应对门诊或住院患者建立疼痛护理记录，将收集到的患者疼痛信息简明准确地记录下来。

术后患者有效的止痛目标是 3 级疼痛水平，这个目标可允许患者 8 h 内走动 2 次，每次 15 min。若超过这一水平将明显影响其活动，护士需提醒医生采取措施；强调应将患者的疼痛程度维持在满意的水平（0～3 级），同时必须在用药的 24 h 之内进行多次的个体化的护理评估并记录止痛效果。

>>> **4. 心理支持** >>> >>>

重视患者的人格,相信患者的感觉,耐心倾听患者的主诉有助于患者减轻疼痛。心理支持也属于辅助疗法的范畴,常用的心理治疗方法有暗示法、行为疗法、深呼吸静息训练。

>>> **5. 对患者进行疼痛宣教** >>> >>>

从基础和临床上对不同止痛药物的用药方式和不同止痛方法的注意事项进行宣教,以提高患者的自控能力。

第二节　舒适护理

　　用美好心灵和精湛技术呵护每一位患者,使患者的生命延续,健康重现,幸福永在。

案例引导

　　患者,男,70 岁,肝癌晚期。患者有心绞痛,今日由于左心衰竭,出现呼吸困难,焦虑不安,时常主诉疼痛难忍。儿女都在国外,老伴患有老年痴呆。

　　试述:

　　(1) 影响该患者不舒适的原因有哪些?

　　(2) 如何促进患者的舒适。

一、舒适的概述

舒适的概念

舒适是指轻松、自在的状态,没有疲惫或疼痛等,即生理、心理、社会、环境 4 个层面的需要都得到满足,而感到轻松、自在的状态。

　　(1) 生理舒适。指身体感觉,包括环境中的温度、湿度、光线、音响等所带来的舒适。

（2）心理舒适。指心理感觉，如满足感、安全感和被尊重感等。

（3）社会舒适。包括人际、家庭、学校、职业等社会关系上带来的舒适。

（4）灵魂舒适。指宗教信仰方面带来的舒适。

二、 舒适护理

（一） 舒适护理的起源

弗洛伦斯·南丁格尔强调病房必须空气新鲜，条件舒适，环境清洁、安静，这其中已蕴藏了舒适护理的萌芽。20 世纪 90 年代初期国外出现有关舒适护理的个案报道，1995 年美国阿克伦大学护理学院 Kolcaba 教授在《舒适护理的艺术》一文中提出了舒适护理的概念。1995 年 Kolcaba 指导这一实践上升到理论，提出了舒适护理理论的概念，认为舒适护理应作为整体化护理艺术的过程和追求的结果。

1998 年中国台湾萧丰富提出舒适护理模式，舒适护理模式又称为萧式双 C 护理模式。他认为舒适护理应从生理、心理、社会以及灵性 4 个方面给予患者全方位的舒适。护理人员应以患者的舒适为考虑的重点，强调护理人员除目前的护理活动外，应加强舒适护理研究，并将研究成果应用于患者，使基础护理与护理研究更加注重患者的舒适感受和满意度。

舒适护理研究目前在国内外还处于初级阶段，虽然研究患者具体舒适的报道很多，但舒适护理作为一种模式的确立尚有争论。

（二） 舒适护理的概念

舒适护理是指护理人员针对临床护理工作中各种因素的影响，采取相应护理措施解决舒适问题从而使人在生理、心理、社会、灵性上达到最愉快的状态，或缩短、降低其不愉快的程度。

（三）舒适护理的实施

))) 1. 减轻疾病不适、减少并发症)))

减轻疾病不适，是衡量医疗护理服务水平的有效标准，而舒适护理是护理活动＋舒适的研究，最终目的是让患者身心处于最佳状态，更好地配合治疗，减少并发症，促进患者早日康复。

舒适护理用于预防小儿尿道下裂术后并发症疗效显著。在支气管内膜结核患者中采取舒适护理措施加常规药物治疗后，很快达到了预期目的。将舒适护理运用于手术室护理工作中，使患者在接受手术时充满了信心，感受到舒适与亲人般的温暖，在心理上获得满足感和安全感，从而为手术的顺利进行创造了良好的条件，并增加了术后获得最大限度功能恢复的可能性。舒适护理可使患者在接受护理时充满希望。

))) 2. 创造舒适环境)))

南丁格尔强调病房必须空气新鲜、条件舒适、环境清洁、安静。舒适环境的管理是重要的护理活动，特别对住院患者，适宜的声响、光线、气味、温湿度能提高环境的舒适度。所以，舒适的治病环境，良好的护患关系能使患者缩短环境适应期，提高社会适应与调节自控能力，增强战胜疾病的信心和抗病能力。

))) 3. 临终生命质量护理)))

临床上已经重视患者在临终前达到无痛、舒适和维持尊严。给临终患者舒适关怀，让其不再痛苦而终，一些医疗机构设立了舒适护理病房，其目的是专门为癌症、临终患者提供舒适护理服务，让慢性病患者保持较高的生活质量。而提高生命质量是舒适护理的使命，应最大限度地满足患者的各种需求。

舒适护理包括使用麻醉剂减轻患者疼痛和呼吸困难，使患者在舒适病房里可安详地逝去。今天的护士不单是为垂死的患者做舒适护理，还要帮助患者选择不同的临终方式，进一步拓展了护士的角色服务范围。

>>> 4. 整体性舒适护理 >>>

舒适护理是贯穿整个护理过程的整体化行为，是一种积极的选择。舒适护理模式与整体护理模式的一致性在于其目的都是使患者达到最佳的身、心、社会、灵性的健康状态，使舒适护理顺应整体护理的发展，补充、完善了整体护理的内涵，使护理目标更加浅显易懂，具有可操作性。舒适有 3 个技术性意义：安然、舒服、超脱；从机体的整体观总结出 4 种情景：生理的、社会的、心理的和环境的舒适。

第三节 安全护理

安全是个体生理需要满足后第二层次的需要。对患者来说安全尤为重要，因其在住院期间更容易受到意外伤害。患者安全是指患者对医院服务过程中在主观上的认同和信赖，主要体现在避免和预防患者在接受医疗服务过程中受到的伤害。影响患者安全的因素主要有机械性损伤、温度性损伤、化学性损伤、生物性损伤及来自医务人员、患者及其家属的因素等 6 种。

一、 机械性损伤

最常见的机械性损伤是跌倒和坠床。如患者从床上、椅子上跌下或行走时摔倒，神志不清、躁动不安、偏瘫的患者及婴幼儿易发生坠床意外。护理人员应评估患者住院环境，注意保持地面干燥，保持室内的物品摆放稳固，对年老体弱、行动不便的患者给予搀扶。对于易坠床的患者应用床栏保护。

二、 温度性损伤

热和冷都可以造成温度性损伤,医院里易燃物品如氧气、乙醚以及院内的电路设备是造成热损伤的因素。热水袋、热水瓶可致烫伤,冰袋可致冻伤。护理人员进行冷热治疗时要注意观察局部皮肤的变化。对于易燃易爆物品应妥善保管,并设有防火标志。对于各种电器设备及电路应经常检查,及时维修。

三、 化学性损伤

化学性意外伤害通常是由于药物剂量或浓度过大,使用次数过多,药物配伍不当甚至错用引起的。护理人员用药前要查阅新药品说明书,查看配伍禁忌,询问有无过敏史,掌握不良反应的处理措施。用药时严格执行"三查八对"原则,药物要新鲜配制,合理使用静脉血管,对患者提出疑问及时查清后再用药。用药后注意观察药物的反应,及时处理不良反应,并做护理记录。

四、 生物性损伤

主要是病原微生物和昆虫的损害。病原微生物侵入人体后,患者因疾病抵抗力下降更易发生医院内感染,其预防原则是控制传染源,切断传播途径,保护易感人群。护理人员在实施各项医疗护理技术时,应严格执行消毒隔离制度,遵守无菌技术操作原则。尤其加强危重患者的护理。

五、 医务人员因素

医护人员对急救复苏技能掌握的熟练程度不够;对患者及家属知情告知不足;对患者有关诊疗措施的风险程度把握不够,医疗差错的发生都会影响患者的安全。因此,医院要加强思想道德教育,培养医护人员的医德医风,医护人员应进行继续学习,提高自身业务水平,保障患者安全。

六、 患者及家属因素

患者及家属对病情的知晓度不够;隐瞒有关病史;对出院医嘱的理解不同及患者住院期间擅自离开医院,在院外可能突发疾病或意外。这些因素也会影响患者安全。护理人员应使用有效沟通的技巧、高质量的护理取得患者的信任,对患者进行安全指导。尤其对精神障碍、病情危重、失去信心的患者,应加强监护,防止安全事故的发生。

课后习题

(1) 疼痛有哪些性质特点?

(2) 影响疼痛的因素有哪些?

(3) 舒适是什么? 请列举至少三项你认为舒适或者不舒适的情形。

学生心得欣赏: "平行笔记"分享之——疼痛与舒适的理解

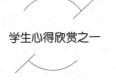

学生心得欣赏之一

作者: 佳兆

生命的色彩

生命是多姿多彩的,它包含了快乐、幸福、温馨、苦难……而相对的痛苦却是人一生中最不愿想起的回忆。是这样的感觉,引导生命走向光辉的旅程。

小时候,我很怕打针。每每去医院时,听到其他小孩子的哭闹声,心里更是没底。终于在轮到自己的时候,看着面前病室的门,宛若一座大山,压在心头,直喘不过气。等回过神来,自己已经撩好袖子等待扎针了。看着抽液的护士,再盯着那泛着寒光的针尖,心里一阵恐惧。父母在一旁按着我不让我动。这时护士拿着酒精棉球过来了,笑着说:"别怕,今年多大啦? 上几年级啦?"而我只是在简单地回答她的问题,却浑然不知针头已经扎进了手臂。虽然当中有酸、麻、疼痛的感觉,但我却以为是自己的心理反应。等回过神,护士说:"好了,快穿上衣服吧,别着凉了。"出去的路上经过病房,耳边听到病房传来痛苦的哀号,看见走廊里家属默默的哭泣,不由得觉得生命的可贵。

多少年过去后,当自己选择了医护这条道路时,我才终于明白医学道路上患者所经历最多的就是疼痛。可疼痛固然痛,但经历后却可以痊愈,但痛苦却不一样,它给患者和其家属留下不可磨灭的阴影。当病魔慢慢侵蚀他们的身体,痛苦渐渐夺走他们的感觉。作为医护人员的我们,则应尽我们每一个人的力量去照顾他们,医治他们,关爱他们! 让他们脱离病魔的魔爪。可以这么说,有些工作偶尔的马虎并不会造成什么大错,但是我们不能!它需要一丝不苟的工作态度,学富五车的知识,以及足够的耐心和细心才能将人的生命挽回;才能给患者又一次享受生命的机会。所以对现在的我们来说,应该珍惜时间,在学校将所需要的知识学好,灵活运用,才能帮助患者脱离病痛的苦海,不再让他们痛苦。

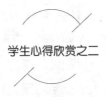

学生心得欣赏之二

作者：伊灵

笑对病痛的熊顿

疼痛是痛苦最直接的根源，没有比疼痛更让人身心交瘁的了，没有比痛苦最使人望而生畏的了。古往今来，人们正是因为身心的疼痛或痛苦，才迫切渴望医学的诞生。在我们的日常生活里，几乎人人都有疼痛的经验，轻者蹙一下眉头，重者则是哭天喊地，即使是医者也无法摆脱疼痛与痛苦。

在大多数患者眼里，解除疼痛就是驱逐病魔，镇痛剂是最灵验的神药，医生和我们护理人员则是最关注疼痛、理解痛苦、能帮助他们去除疼痛与痛苦的人。作为一个护理人员，我们不能仅仅关注患者身体上的疼痛，不单单注射一剂镇痛剂，给一片止疼药就草草了事，我们更需要做的是去关心患者心理上的痛苦，去倾听他们的病痛，去理解他们对疾病的未知而带来的恐惧。

不知道大家有没有看过白百合和吴彦祖演的电影《滚蛋吧！肿瘤君！》，这部电影是改编自漫画师熊顿同名漫画的一部励志电影。影片讲述了 29 岁的乐天派漫画家熊顿因患癌症身处人生最艰难的时刻，但同样对着命运微笑的故事。熊顿在得知自己患有癌症以后，原本一个爱美的女孩，一个活泼的女孩，她没有被化疗带来的疼痛给打败，她说，"生活给予我的，不管是幸运还是坎坷，是快乐还是痛苦……所有情绪与经历统统可以成为付诸笔尖的素材！"带着这样的信念，在漫长而烦琐的检查、治疗中，靠着一支笔和一本速写簿，熊顿开始了"滚蛋吧！肿瘤君"的创作。她还说，"画画能打发时间，又好像能给我带来力量一样，"而"不舒服的时候,忍忍就过去啦。"她说得轻描淡写,仿佛这不是令人生畏的癌症,只是一场小小的感冒。在她住院期间,她从来都没有因为化疗的疼痛而感到痛苦,她一直以积极乐观的态度面对着生活。

不久以后,我也要进入临床实习了。作为护理人员,我们可以做的是为患者解除身体上的疼痛,以及从心理上去关心他们,让他们不为疼痛而痛苦。面对患者的疼痛,我一定会尽力减轻他们疾病上的疼痛,让他们积极乐观地面对疾病,一切总会好起来的。

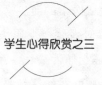

学生心得欣赏之三

作者:小欣

让他们感受心灵的温暖

人活在世界上,总是免不了生老病死,而每个人的命运都是不同的。有的人幸福平淡地走完了自己的人生,而有的人却会遇到人生巨大的挫折。我们不难从各种渠道看到,很多人因为种种的意外、种种的不确定因素成了身体上有残缺的人。车祸患者,有的并没有死去,可让他们睁开眼睛后要接受的第一件事情,就是自己的身体残疾了;他们的身体是疼痛的,内心更是痛苦的。

有一档节目是东方卫视的《急诊室故事》不知道大家有没有看过?这是一档真人真事的节目,每当我看这个节目的时候,我都觉得非常难受。因为我能切身地感受到患者身体上的疼痛以及患者和患者家属内心的痛苦。没有人会希望自己生病,所有人都希望自己能健康地成长,能快乐地生活。但生活总有意外……也许在医务工作者眼里,截掉一小部分的肢体就能将在死亡线上挣扎的患者拉回来,这是失小保大;在我们看来可以保住性命,那就是最大的幸运。但是对于那些不幸的人来说，这也是最大的不幸运。活着，却失去了正常人的生活。他们或许再也无法正常行走，或许再也无法提笔书写，或许再也看不到世界的光彩……

作为未来的医护工作者，我们的职责就是要使患者康复，从而减轻患者身体上的疼痛，但是很少有人能够做到减轻患者内心的痛苦。病痛无论是对于患者本身还是其家庭都是巨大的折磨；他们需要帮助，而我们更应该守护他们，我们应该在帮助他们恢复身体上的疼痛的同时，也应该抚慰他们内心的痛苦。使他们不再沉沦于身体缺陷之苦，让他们重新燃起对人生的希望。

也许有人会说，这不是心理医生该做的事吗？但我想说，有时候一句关心的话，也可以带来无穷的力量。我们在照顾患者的同时，给予他们一句鼓励、一句关心的话，我相信可以温暖他们。

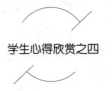

学生心得欣赏之四

作者：薇薇

那次手术，难以忘怀

每个人对疼痛与痛苦的理解都是不一样的，而且生活中有各种各样来自不同事情的疼痛与痛苦。我想跟大家分享一下我自己被病魔缠绕的疼痛与痛苦，这样的疼痛来自于肉体，而这样的痛苦来自于内心。

在 2015 年的冬天，我在医院检查出身体某个部位长了一个小东西，虽然说这个病好发于我们这个年龄（20～39 岁之间），它偏偏落在了我的头上，我内心很紧张和恐慌，我哭了，大家应该知道大医院做手术的床位都是需要排队等候通知的，在等候的过程中我感到十分痛苦,这个痛苦来自于我的内心。

住进医院的那晚,我更是痛苦和焦虑,甚至有点害怕。因为我不想我的家人睡在医院的硬板床上,反正我当天又不开刀,硬是让她们回去了。但是就在她们回去之后,医生找我说,要求家属签几份东西,如果在手术过程中因非医疗事故所发生的,或危及生命的情况,由患者及家属承担等类似这样的话。我告诉医生我一个人在医院可以自己签吗? 不管怎样最后我自己签了,在签字的那一刻我的内心又是痛苦的。

而在手术台上的我是疼痛的。手术是采用局麻,0.2 克麻药,我甚至觉得根本就没有给我上麻药,那种疼痛,我不知道谁能感受得到,几把刀在你的肉里面生割的感觉,疼得指甲都快抠到肉里去了,我想这辈子都不会忘了这种疼痛。手术过后,我安全返回病房,医生告诉我是良性的,没事。这时,我又看到了我的爸爸、妈妈,我已经没有了疼痛与痛苦,因为我知道我又是健康的了。

疼痛与痛苦都在我们的生活之中,就像我们的影子,与生俱来。人生多苦:生苦、老苦、病苦、死苦、怨憎会苦、爱离会苦,悲欢离合、阴晴圆缺、坎坷迷离、伤痛失落,众叛亲离、流离失所的人生百味。但我觉得这一切并不可怕,不管怎么样我们要学会感恩。哪怕各种各样的疼痛与痛苦降临,我们都要感恩,因为我们一定会挺过去,我们一定有这个能力。

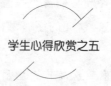

学生心得欣赏之五

作者: 少珊

痛苦让我们更好地成长

我们每个人活在这个世界上,人生旅途看似平坦却布满了荆棘，没有一个人的一生是一帆风顺的，挫折与痛苦往往与我们相随相伴。说起痛苦，可能有很多人都不愿提起。但是有时候不得不感谢痛苦，感谢这些磨难让我们更加进步。

记得那时候我刚上初中。有一天骑着自行车去上学，由于快迟到了，我就加快了骑车速度。正在这时候，一辆大卡车从我身边飞驰而过，经过我身边带起的强大气流，一下子将我的自行车向侧前方推去，向马路边冲去，我一头栽倒在路边排水道内，自行车被甩出很远，我的腿也被划出了一道大口子，鲜血不停地往外流。我大声地哭了出来，卡车司机看到我这样急忙把我送去医院。医生拿了一根又粗又大的针，在我腿上缝针，我突然间感到钻心的痛差点痛晕过去。后来，在爸爸、妈妈的精心照顾下，经过一段时间的康复，我痊愈了。但是祸不单行，重新去上学后，很快我和班里的一个同学成了好朋友，我们一起玩一起闹，就连午饭都一块吃。我们渐渐信任到相互交换秘密，承诺为对方保守秘密。我对她的秘密守口如瓶，可她却让我的秘密路人皆知，甚至无中生有。我的信守承诺却换来了背叛，留给我的却是同学们奇怪的眼神和鄙夷的嘲笑。我深深受到了伤害，心里痛苦万分。

有段时间我沉浸在痛苦之中，久久不能走出来。随着经历的增加和年龄的增长，明白过往的那些痛楚，能够坦然面对与接受，已然是种收获。

痛苦其实也有它的价值，正是因为车祸带给我的痛苦，才让我更加认识到健康的意义、生命的可贵和亲人对我的关心和爱，让我更加珍惜自己的生命，更爱身边的亲人；正是因为被中伤被背叛带给我的痛苦，才让我更加看清了一些人，让自己不去走那条错误的路，对值得的人才真心相待。

其实，痛苦比快乐更普遍地充斥着人生，痛苦比快乐更能体现人生，更能使人感悟生命，实现生命的价值。

第四章　护理文化与人文关怀

 学习目标

（1）了解人文关怀的概念和内涵。

（2）熟悉护理文化。

（3）掌握人文关怀的内容以及开展方式，理解护理人文关怀开展的意义。

第一节　护理文化

　　帮助患者鼓起与病魔抗争的勇气，用我们的爱心给患者带来生命的春天，这就是护士的价值所在。

——王亚丽

案例引导

　　一位来华出差的美国人生病住院治疗，期间得到了护士小美的悉心照顾。他非常感谢护士小美，并在病房称赞："你的护理服务做得太好了！非常感谢！"，而每当这个时候，护士小美总会谦虚地说："哪里哪里，做得不好。"患者非常奇怪：难道她确实做得不好吗？

　　试分析：

　　（1）当美国患者赞美护士小美服务做得好时，小美的回答恰当吗？

　　（2）分析下小美护士的回答与中西方文化的差异，应该怎么回答比较恰当。

一、护理文化概述

（一）护理文化的概念

护理文化是在一定的社会文化基础上形成的具有护理专业自

身特征的一种群体文化。它是被全体护理人员接受的价值观念和行为准则，也是全体护理人员在实践中创造出来的物质成果和精神成果的集中表现。

（二）护理文化的构成要素

1. 表层： 体现护士形象的物质形态等

表层是护理文化的外壳，也就是护士的有关文化要素表露在社会上的外界形象，如护士的仪表、仪容和仪态等。浅层的行为文化是护士在为患者服务和内部人际交往中产生的活动文化，反映一个医院护理经营作风、精神风貌、人际关系方式等，是医院护理精神的动态反映。

2. 中层： 制度、规范等

如护士法、医疗事故处理条例、质量标准、护理预案、操作程序等护理操作程序是构建护理文化的基础。

3. 核心层： 护理哲理、护理精神等

护理哲理具体包括以下两个方面：一是独立精神，护理精神反映护理的独立人格，是医院护理自身的特点，能体现护士的主体意识。二是创新精神，包括护理管理、护理体制、护理目标、护理哲理、护理经营理念等，以及用人机制、分配制度、服务水平、技术操作等多层次、多方面的创新精神。

护理精神：是医院护士共同的精神支柱和动力源泉，是医院护理文化的灵魂，一般用高度概括、凝练、朗朗上口、易记易传的语言形式表现出来，呼唤护理工作者自觉地为护理工作奉献，具备独创精神和创新精神。

（三）护理文化的构建

（1）建立"以人为本"的护理服务文化：提供个性化、人性化、

便捷化、知识化、标准化、延伸化、温馨化、专业化的护理服务。

（2）建立"生命至尊"的护理安全文化：护理安全文化理念的更新与氛围的营造。

二、 东西方文化与护理的关系

（一）东西方疾病观比较

东西方疾病观虽有不同，但两者都经历了共同的发展历程，从本体论的疾病观、自然哲学的疾病观、自然科学的疾病观、实用的疾病观到现代的疾病观。

（二）东西方死亡观比较

东西方文化的死亡观之所以存在差异，追根溯源是文化和宗教信仰的差异。

我国传统文化以儒家思想为主导，中国人的生死观也深受儒家思想的影响。儒家文化把人的自然生命作为实现社会价值的载体，在追求社会价值的过程中，人的生命才具有存在的意义。

西方人则把死看成是解脱。西方文化认为死亡是生命的目的，倡导在走向死亡的历程中生存、生活与发展，自主地承担和履行权利和义务。弗洛伊德说："要想继续活下去，就先做好死的准备。"只有做好死的充分准备，才会感受生的可贵、生的价值，才会分秒必争地充实人生。西方文化源自希伯来文化和希腊文化，有着深层的悲剧意识，基督教更是以死亡问题为核心构建起来的宗教，所以西方人能够直面死亡，在西方文化背景中讨论生死问题更为轻松。

当代西方存在主义先驱海德格尔认为，死亡是人存在的一种方式，死笼罩、覆盖、贯穿整个人生的过程，并决定着生的内容、内涵、价值和责任。所以海德格尔的死亡哲学也称为"责任哲学"，它不是单纯地论述死亡，而是由死反观生，分析死在人生中的地位和影响。西方文化对死的看法，促使人们有勇气正视死亡、认识死亡、接受死亡、思考死亡，并以死来反思生的价值、生的意义。人的一生有许多不确定的因素，唯有死亡归宿是亘古不变的，西方文化更认同这一点。

第二节　护理人文关怀

护士的工作对象不是冰冷的石块、木头和纸片，而是有热血和生命的人类。

——弗洛罗斯·南丁格尔

案例引导

有一篇这样的文章：1986 年的秋天我离开斯坦福回国。1987 年 2 月，意外地收到当时住院医的来信，说是根据他最近看的一些文献资料，我一年前所患的胃溃疡可能是由于一种"幽门螺旋杆菌"所引起的，叮嘱我找医生复查，以便进一步治疗，我便去北京协和医院做了这种检查，证实确实是这种病菌引起的，于是遵医嘱治疗，从此再没复发。文章最后写道：我给索帕大夫回了一封信，收到他的来信是多么感动和惊讶，我已出院一年多了，他仍惦记并追踪着远在异国他乡的患者，我将最新的检查和治疗情况告诉了他，同时深切地感谢他的关怀……（摘自论文《温情"细节"传递人文关怀》）

试分析：

（1）医学人文关怀的含义？

（2）此文章给予你什么样的启示？

一、人文关怀

人文关怀是一个哲学范畴的概念，又称人性关怀。是对人的生存状态的关注，对人的尊严与符合人性的生活条件的肯定，对人类的理解与自由的追求。

二、 医学人文

（一）医学的人文本质

医学是研究人类生命过程以及同疾病做斗争的一门科学体系。医学的直接对象是人，医学的功能是治病救人，医学的目的是维护人的生命和健康，医学的模式是生物—心理—社会医学模式。

（二）医学的人文流失

关注"技术"而忽视了人是一个整体，关注疾病而忽视了人的精神，关注物质利益而忽视了人。

（三）医学人文精神流失的原因

（1）人文教育弱化的影响。

（2）高新诊疗技术异化的影响。

（3）市场功利倾向的影响。

（4）人受市场思潮的影响。

（四）医学人文学的意义

>>> 1. 为解决医学困境提供理论参照 >>>

当医院经济利益与救死扶伤的责任发生冲突，医患关系紧张甚至产生医疗纠纷时医学人文学为解决冲突矛盾提供了理论依据。

>>> 2. 为医学人才的成长提供阶梯 >>>

帮助医护人员做出最有利于患者的决定，帮助医护人员学会换位思考深刻理解患者的行为，提供有效的医患、护患沟通，从而构建和谐的医患、护患关系。

[医学人文故事分享]

> "好的医生应该具有 3 个 'H': head 是知识, hand 是技能, heart 是良心。"
>
> ——梅藤更（苏格兰）

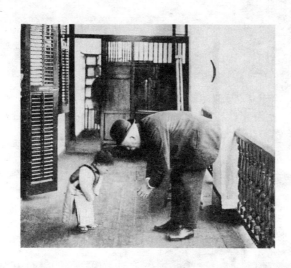

1881 年,26 岁的梅藤更医生被英国基督教圣公会派往中国时,鸦片战争刚结束二十年,医疗传教的自由随战后条约进入中国,国人在心理上本能抗拒,人们对外科手术、人体构造都不熟悉,民间对教会医院有着种种传言。

这张照片是苏格兰医生梅藤更查房时与中国的一名小患者行礼,这一老一小,一医一患的相敬相亲,在今天的背景下,让很多人感慨。不过,作为一个西方医生,1881 年来到中国时,梅藤更要面对的医患冲突,其实远大于今天。照片上这个男孩,直到四五岁,从没像别的孩子那样笑过。

梅医生每次去查房,都会去找这个阴郁的小人儿,教给他有趣的话,或者把他抱起来举到空中玩。一年冬天,这胖娃娃穿着厚棉袄,着实像个矮脚鸡,医生就模仿大公鸡,把腰先弯下去,慢慢直起来，身子往后仰学鸡叫"doodledoooooooooooo"，小孩子跟着学"toto-oooooo…"，第一次发出普通孩子的笑声。

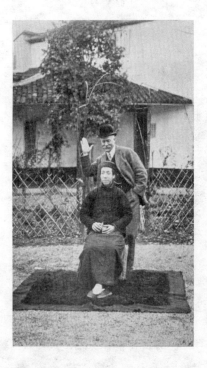

这张照片上，致歉鞠躬作揖的那个孩子已经长大成人。"因为对医生的爱"，到这所医院药房的化学部工作。他与梅藤更医生合影，又脚端手坐着，带点憨憨的不好意思抿着嘴，梅医生站在背后诙谐地开他玩笑，可见两人十几年来的亲厚关系。当年见过梅藤更的人，说这面团团的外国人十分可亲，按宗教习惯叫患者"兄弟"或"姐妹"，"路上遇见不管这人他认不认识，都会先上前鞠躬，如果对方看上去年纪比较大，他还会拱手作揖，用他那蹩脚的中文说"你福气好。"

梅藤更曾说中国穷人不快乐，有知识的阶层又要有威严，很少有轻松的时刻。"一旦人们欢笑的时候，一切敌意都化解了"。

梅藤更医生用自己对他人、对生命最根本的爱与尊重，帮助当时被迷信束缚着、被病痛折磨着的人们。

三、 护理人文关怀

（一）护理人文关怀的提出

护理人文关怀是一个复合概念，是哲学与护理学的有机结合，是人文关怀理念在护理学科的具体运用。护理人文关怀这一概念是在 20 世纪七八十年代西方社会物质文明高度发达的后现代时期正式提出来的。受当时哲学存在主义与现象学思想的影响,美国精神病学家和内科学教授 Engel 于 1977 年首次提出了生物—心理—社会医学模式。

在此影响下,护理学者开始反思自身的专业价值、地位及研究领域等内容,美国护理理论家 Madeleine kininger 与 Jean Watson 鉴于她们丰富的人类文化学与精神心理学知识背景和专业价值观,分别于 1975 年和 1979 年提出"人文关怀是护理学的本质"的观点,并将护理学拓展到以"关怀整体人的生命健康"为本的人性关怀的发展阶段。Watson 在她的第一部著作《护理:关怀的哲学和科学》中首次应用了人文关怀这一词语。她将哲学以"人自身的生命价值"为本的人文关怀理念引入到护理学"关怀弱势人群的生命健康"的内涵之中,揭示了护理学人文关怀的精神内核,以"关怀整体人的生命价值"为本的人文关怀理念,包含着对自身生命价值的关怀。她阐述道:人文关怀是一种主动关怀人的意愿、意识或责任,并在具体行动中体现出来的价值观和态度。她还将护理人文关怀的特征概括为情境性、关系性和专业性 3 个基本方面。

可见,护理人文关怀的本质属性就在于以"整体人的生命价值"为本的人文关怀理念。理论家 kininger 以人的文化特征为出发点,提出了跨文化的护理理论,为实现护理人文关怀的终极目标搭建了坚实的系统框架。

(二)护理人文关怀的概念

》》》 1. 概念 》》》

护理人文关怀是指在护理过程中,护士以人道主义精神对患者的生命与健康、权力与需求、人格与尊严的真诚关怀和照护,即除了为患者提供必需的诊疗技术服务之外,还要为患者提供精神的、文化的、情感的服务,以满足患者的身心健康需求,体现对人的生命与身心健康的关爱。关怀是护理的核心概念与中心任务。有效的关怀能增强患者应对压力的能力,促进患者的康复。

2. 护理学的人文内核

护理学是综合应用人文、社会和自然科学的知识,以个人,家庭及社会群体为服务对象,了解和评估他们的健康状况和需求,对人的整个生命过程提供照顾,以实现减轻痛苦、提高生活质量和健康的目的。

3. 护理学专业充满了人文特征

护理学的定义是对生命的照顾;护理学的本源是关爱生命;护理学的性质是自然科学与人文科学的耦合;护理学的目的是守护健康;护理学的未来由人文精神领航。

(三)护理人文关怀的内容

护理人文关怀是给予患者疾病、生活细节、精神以及生命价值上的关怀。通过给予患者家人般周到的关怀,了解患者的各项基本情况,使护理人员能够有针对性地给予患者贴心、有效的护理。

1. 尊重患者的生命价值

护理人文关怀的核心是关心患者的健康需求,尊重患者的生命价值、尊严与权利。尊重患者的生命价值是患者从失望走向希望的力量源泉,也是护士专业素质的核心体现,更是护理人文关怀行动的灵魂所在。

2. 理解患者的文化背景

不同文化背景的人,有不同的关怀体验,需要不同的表达方式。护士实施的关怀照护措施,必须考虑到患者的文化背景,建立适合文化现象的护患关系,满足患者的文化需求。对文化背景的理解,是护士提供人文关怀照护的基础。

护理人员对患者的生活背景以及文化背景进行充分的了解,掌握了患者的文化背景,了解其生活环境,才能根据具体情况对患者进行针对性、专业性的人文关怀护理。

》》》 3. 表达护士的关爱情感 》》》

护理人文关怀的实质是一种充满爱心的人际互动,是护士将获得的知识经内化后自觉给予患者的情感表达。护士的职业情感是护理人文关怀行动的内在动力。

护理人员对于患者的疾病感同身受,同时也能够理解患者的不良情绪,对于患者的治疗抵触情绪,护理人员会设身处地地为患者考虑,并视患者为家人,严密观察患者的病情,满足其合理的需求,保护患者的隐私,并给予尊严、人格上的真诚呵护。

》》》 4. 满足患者的个性需要 》》》

患者在疾病状态下,对人文关怀的需求会因不同的情境而有所差异。因此护士在实施关怀行动之前,首先应对患者的需要做出准确评估,然后给予针对性的帮助,让每位患者在需要帮助时恰到好处地得到应有的支持、鼓励与肯定。

》》》 5. 协调护患的人际关系 》》》

护士在护患之间建立一种帮助和信赖的关系,能促进与接受患者正性与负性情绪的表达,能为患者营造一个维护、改善和支持其健康的环境。

良好的护患关系有助于护患沟通的顺利开展。患者面对疾病时,往往会否定自身价值,觉得自己是一个没有用处的人。此时,护理人员应针对患者的消极情绪,及时与患者进行沟通,为其耐心讲解治疗的过程以及健康的美好,给予正确的疏导,消除其不良情绪,从而减少患者的精神痛苦,使其树立战胜疾病的信心;同时重拾对生活的希望,使患者积极、热情地对待生活,消除内心的不良情绪,提高治疗依从性。

与患者的交流沟通是整体护理的基本行为,贯穿于临床护理的全过程。善于与患者沟通交流能较好地解决患者住院过程中出现的各种负性情绪及心理需求,减少护理纠纷,拉近护患距离,使护士及患者都处在较好的人文环境中工作和治疗。

(四)护理人文关怀的特点

》》》 1. 护理人文关怀是一种超越距离的专业关系 》》》

护理人文关怀与普通伦理关怀相比,有着共同的特点,都是讲个体与个体之间的关怀关系。不同的是普通伦理关怀的关系双方是一种保持着社会距离的平等关系,而护患之间虽是陌生人,却由于护理对象的相对弱势而必须依据职业道德规范建立起具有责任意识的超越性关怀精神。

》》》 2. 护理人文关怀解决个体所面临的各种具体问题专业关系 》》》

护理人文关怀必须从整体人的角度全面思考患者某种问题的根源,协调各种关系,如医患关系、家庭关系等,共同达到个体希望的健康水平。因此,从这个意义上说,护士与医生的关系已不是单纯的附属,而是相互监督共同维护患者整体健康利益的合作者。

》》》 3. 护理人文关怀具有自己独特的专业性 》》》

护士必须是经过训练认识到人文关怀的价值,具备一定的沟通、理解和帮助人的人文关怀知识、技能和修养的专业人士。

护理中的人文关怀集中体现在一个"爱"字上面,而润物细无声就是我们护理工作的真实写照。"爱在左,同情在右,走在生命的两旁,随时撒种随时开花,将这一径长途,点缀得花香弥漫,使穿杖拂叶的行人,踏着荆棘,不觉得痛苦,有泪可落,不觉得凄凉。"

护理人员以关心、亲切、热情的态度与患者进行沟通时,要注意使用语言技巧,运用通俗易懂的语言,使患者能够很好地理解,同时要注意倾听患者的忧虑,并给予正确的疏导及心理支持。对患者进行相关疾病知识宣教,使患者对疾病有正确的认知,缓解其不良情绪,通过人文关怀取得信任,建立良好的护患关系。

课后习题

（1）你认为"护理文化"的本质什么?

（2）举例说明,针对不同文化背景的患者,怎样提供合适的护理服务?

（3）案例：复旦大学护理学院院训为"立德、明志、精业、奉献",试分析其中蕴含的护理精神文化。

人文关怀经典电影分享——《入殓师》

影片讲述了日本入殓师的生活,影片以一名入殓师新手的视角,去观察各种各样的死亡,凝视围绕在逝者周围的充满爱意的人们。入殓师又叫作葬仪师,为死者还原未死之状态。整修面容和身体,尽可能还原完整面容和身体。也可叫作为死者化妆整仪,纳入棺中的职业。入殓师主要出现在日本,后进入中国。在很多文化

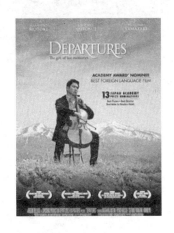

中,都有着源远流长的殡葬传统和对死者的特殊处理仪式。这些传统仪式包括尽量使尸体保存完好。当一个人死后,身体会变得苍白不雅,这让家人和朋友们在向挚爱的他最后告别时,感觉不那么美好。这就是尸体防腐处理起作用的地方,尸体防腐既可推迟尸体腐烂的时间,让死者在化妆后恢复类似于生前的体面形象;同时也是对尸体的消毒,以免传播疾病。

人文关怀纪录片分享——《孤岛》

纪录片《孤岛》,记录了上海 4 个自闭症儿童和家人生活的故事,跨度长达 5 年。自闭症对于孩子来说是不幸的,但是不幸中的万幸的是,他们都有一个伟大的妈妈。妈妈们不怕苦,不怕累,有耐心,能控制住自己的情绪,她们目标明确,直到要将孩子培养成什么样子。她们不放弃,带小孩学音乐,锻炼记忆,做志愿者,锻炼自己的读写、交流和生存能力。所以她们的孩子能够开演奏音乐会;她们的孩子能够当志愿者;能够正常地和人沟通;"过了 16 岁,他就能领低保了,国家给的钱,还需要他自己去银行取,这个他得会。""每个月 700 块钱发下来他要能自己生活,不能钱一发下来就去买个游戏机,以后日子怎么过? 也不能天天吃饭店,他要学会买菜,做饭。"

第五章 护理人际关系与人际沟通

学习目标

（1）了解人际关系、人际交往的概念和内涵；人际沟通的相关概念、构成要素。

（2）熟悉人际沟通的影响因素，非语言沟通的主要形式。

（3）掌握护患关系的影响因素、性质特点，与患者建立良好的人际关系；护士语言沟通的技巧，非语言沟通在临床护理中的应用及特殊情境下护士的沟通技巧。

第一节 护理人际关系

人际关系是人与人之间的沟通，是用现代方式表达出圣经中"欲人施于己者，必先施于人"的金科玉律。

——卡耐基

案例引导

护士小王推门进入病房，对一号床的患者说："这是你今天的药，自己把它吃掉。"然后将药放在桌子上就走。患者忙问："护士，护士这是什么药啊？"小王说："问那么详细干吗？总归是治你病的药。"患者……

试分析：

（1）该护士所表现出的行为属于哪种护患关系类型？

（2）这样的语言会造成什么样的后果？

（3）如果是你，该怎么做？

一、 护理人际关系概述

（一）护理人际关系的概念

护理人际关系是以护士这个特殊的社会群体为中心，围绕临床护理、卫生保健实践展开的，与患者和患者亲属、医生、其他护理人员等医院和社会人群因服务或工作关系而建立起来的相互关系。

（二）建立护理人际关系的意义

（1）有利于创造良好的工作环境。从医护人员的角度，医护之间的理解、信任、关心、包容，能让双方合理的心理需要得到不同程度的满足，从而心情舒畅、愉快，并能激发医护双方对生活、工作的极大热情。从患者角度，良好的护患、医患关系，能使患者在治疗、护理、康复上的需求得到最大满足，从而解除或转移紧张、忧虑、焦虑、烦闷、恐惧等消极心理，有利于身心健康。

（2）有助于提高护理工作的效率。护士在工作中同心同德、互相帮助、互相学习，就会大大提高工作效率。如果护士之间很冷漠，互相猜疑甚至敌对，没有协作精神，必然耗费大量的精力去应付那些没有价值的、人为的一些事情，必然要影响工作效率和质量。

（3）有助于护士的自我认识，陶冶情操和发挥才能。护士在与他人的交往中能够了解自己，获得对自我评价有参考价值的信息，也可以让自己良好的个性得以发挥。

（4）有利于收集患者资料，从而为护理工作提供依据。

（5）有利于增进患者对医生、护士及其工作的理解。

（6）有利于适应医学模式的转变。

（三）建立良好护理人际关系的策略

》》》 1. 主动交往 》》》

双方交往中总有一方占有主动地位，如首先与人打招呼，主动

与人说话等。如果能做到主动交往,就能把握住许多有重要意义
的交往机会。所以,护士应建立并强化主动与人交往的意识,掌握
主动与人交往的技巧,是建立良好护理人际关系的策略之一。

》》》 2. 帮助别人

这里的"帮助"是广泛的,既包括情感上的支持,也包括物质上
的、行为上的支持。以帮助为开端的人际关系,不仅容易确立良好
的第一印象,而且人与人的心理距离也会缩短。平时所说的"患难
之交"就证明了这一点。当人们遇到困难时,一个很小的支援也会
起到帮助他人远离绝境的作用,使他人更乐于接纳自己,从而展开
更深更广的交往。

》》》 3. 关注对方

在交流过程中,双方的兴趣和关注点汇聚一起时,交流才成为
双方平等投入的过程,才能真正起到有效沟通和加强相互关系的
作用。那么,谈话兴趣和关注焦点的汇聚是一个渐进的过程,而且
需要交流双方都将注意力投向对方,而不只是集中在自己身上。
这很容易理解,如果护士只是在想自己的事情,以自己的理解和情
感作为唯一的出发点,那么自然难以关注患者的兴趣与爱好,一定
会降低自己的人际吸引力,并淡化彼此交往的倾向性。

》》》 4. 肯定对方的自我价值

当人们的自我价值面临威胁时,机体会处于强烈的自我防卫
状态。这是一种焦虑状态,与人们不愉快的情绪直接关联。因此
人们对否定自我价值的人,有着强烈的排斥情绪。称赞是对他人
的肯定。每个人都有得到他人肯定和尊重的需要。因为它是对个
人价值的发现与承认。

5. 保守秘密

一般来说,患者吐露的秘密都是他人认为对他的身心健康有一定威胁的,因所处社会地位的不同,所扮演的社会角色各异,有些秘密对护士来说可能根本不成为秘密,但对患者而言,却直接威胁着自我价值或生理、心理的安全感。因此为对方保密不仅应当成为为人处事的一条原则,而且在护理工作中也应当是护士所应尽的责任和义务。

二、 护患关系概述

(一) 影响护患关系的因素

1. 角色模糊

角色模糊是指个体(护士或患者)对于充当角色不明确或缺乏真正的理解时所表现的状态。在护患关系的建立与发展中,角色模糊是首要的影响因素。例如,护士对自己的多角色功能缺乏清楚地认识,仍固守着传统的护理观,认为完成医嘱和治疗就可以了,不主动了解患者的需要,甚至对患者的合理要求视而不见。另一方面,患者不知道自己能做什么、该做什么,该配合的不积极配合。如此就会导致护患之间矛盾冲突的发生。

2. 责任冲突

由于护患双方对自己的角色功能认识不清,也就不了解自己所担当角色应负的责任和该尽的义务,结果导致护患双方的责任冲突。责任冲突表现在两方面:一是对于患者的健康问题该由谁承担责任;二是对改变患者的健康问题该由谁负责,双方意见不一致,从而对护患关系产生不良影响。

3. 权益差异

护士和患者都有相应的权益。但由于绝大多数患者缺乏医学专业知识,而且受疾病的折磨失去自我控制或自理能力,因此多数情况下不具备维护自己权益的知识和能力,这就使得患者在护患关系中处于被动依赖地位,而护士则处于较权威的主导地位。护士长时间的优越感和支配感容易导致其忽略患者的权益,使之对患者态度冷淡、生硬,而患者"逆来顺受",久之,将影响护患关系。

4. 理解分歧

在护患交流中,护患双方会出现对信息理解不一致的现象,尤其是护士习惯于使用专业术语,语言过于简单或表述不清,造成患者对信息的理解出现偏差,这些分歧,会使护患有效的沟通发生困难,从而影响护患关系的发展。

(二)护患关系的性质与特点

1. 护患关系是帮助系统与接受系统之间的关系

在医疗护理活动中存在两个系统,即医护系统和患者系统。医护系统包括医生、护士和其他工作人员,他们拥有技术并用所掌握的技术为患者服务,是提供帮助者,也称为帮助系统。患者系统包括患者、患者家属及其亲友、同事,是需要得到医疗护理服务的人,也称为被帮助系统或接受系统。某护士为患者提供帮助,实际上是执行帮助系统的职责,而患者接受帮助,也体现了患者及其家属、亲友和同事的要求与意志。

2. 护患关系具有特定的相互作用

护患关系不是两个人简单的相遇,而是护患双方特定的相互作用、相互影响,以此构成了护士与患者的关系。护患双方对事物的认知差异对双方之间的关系产生直接的影响。

3. 护患关系的实质是护士满足患者的需要

这一特点是护患关系与其他人际关系的不同之处。患者需要治疗与护理,护士掌握着帮助患者恢复健康的知识和技能,就应当履行职责为患者提供帮助。正是患者的这种需要,使双方形成了专业性的人际关系。许多护患矛盾的出现都与护士对这种关系的实质认识不清有关。

4. 护患双方的相互影响是不对等的

在护患关系中,患者常常依赖护士,而护士也常以保护者和照顾者的身份自居,这就决定了护士的言行及其他方面都会对患者产生很大的影响。相反护士受患者的影响要小些。

5. 护士是关系后果的主要承担者

护士提供帮助,处于主动地位。患者由于受疾病的折磨,来医院接受治疗与护理,依赖性较强,处于被动地位。双方的行为很大程度上决定了护患关系的后果,而处于主动地位的护士应对护患关系的后果承担更多的责任。

(三) 护患关系的类型

1. 主动—被动型

其特点是"护士为患者做什么",模式原型是"父母—婴儿"。在对患者的护理中,护士处于主动、主导地位,患者处于被动、接受地位。患者完全服从护士的决定,不提出任何异议。

2. 指导—合作型

其特点是"护士告诉患者应做什么和怎么做",模式原型"父母—儿童"。在护理活动中,护患双方都具有主动性,护士决定护理方案和措施,也指导患者促进康复的方法,患者尊重护士的决定,并主动汇报自己病情信息,提出建议与意见。

▶▶▶ 3. 共同参与型 ▶▶▶

其特点是护士积极协助患者进行自我护理,模式原型"成人—成人"。在护理活动中,护患双方有大致相等的权利,共同参与护理措施的决策与实施。是目前最理想的一种护患关系类型。

第二节　护理人际沟通

护理是一项以心灵沟通心灵,以生命温暖生命的崇高事业!

——吴景华

案例引导

护士小美在为一位中年女性患者做口腔护理时,对患者说:"大娘你食欲不好与药物不良反应和口腔溃疡有关系,如果可以,你最好每天刷刷牙,不会伤害到牙龈;最好用漱口液漱口,这样可以使你的口气清新,增强食欲。"

试分析:

(1)进行此类交谈时,护理人员应做好哪些准备?

(2)试举例说明,此种交谈还适用于哪些护患沟通情境?

一、 护理人际沟通

(一) 护理人际沟通的概念

护理人际沟通是指护士与患者运用语言或非语言符号系统将一方的信息、意见、态度、观念以及情感等传至对方的过程。

（二）沟通的类型

（1）根据沟通目的分为：征询性沟通、告知性沟通、说服性沟通。

（2）根据沟通渠道分为：正式沟通、非正式沟通。

（3）根据沟通符号分为：语言沟通、非语言沟通。

（4）根据沟通意识分为：有意沟通、无意沟通。

（5）根据信息流动方向分为：上行沟通、下行沟通、平行沟通。

（三）沟通的层次

1. 一般性交谈（粗浅性交谈）

交谈的最低层次是一种寒暄、应酬式的交谈，话题比较表浅，没什么深刻内容。如"最近忙什么呢""你好吗？"比较轻松，但对一次有目的的交谈仅仅是个开头。

2. 陈述事实（陈述性交谈）

是一种陈述客观事实的交谈，交谈中不做评价。如"为了使您口气清新、增加食欲，我要给您进行口腔护理"这种谈话方式，不加个人的意见、观点和情感。

3. 交换意见（交流性交谈）

是一种交换个人想法和判断的交谈，交流的双方关系已经进了一步，彼此间已经有了信任感。如"今天早晨您的气色不太好，是昨晚睡得不好吗？""是的，张护士，我昨晚有些发烧。"

4. 交流感情（分享性交谈）

是比较深层次的，与交谈对象分享感情、感觉的交谈。这个层次的交谈，相互信任、不设防、有安全感。交流的内容也比较深入，很多内心深处的想法都暴露出来，包括高兴、伤心的事情或一些个人的隐私。当患者对护士产生了充分的信任感,分享性交谈也就容易进行了。

5. 共鸣沟通（默契性交谈）

这是一种有高度和谐感觉的交谈,是沟通的最高境界,但这种感觉比较短暂,常在第四个层次沟通时偶尔自然而然地产生。

实际上,护士与患者的沟通中,几种层次都可能出现。由于面对不同的情况、不同的环境、不同的患者,不一定非强求更高层次的沟通,可以有意识地选择和运用。

（四）沟通技巧

护患沟通的主要技巧有：倾听、核对、提问、反应、阐述、移情、沉默和鼓励。

1. 倾听

倾听过程中要全神贯注、集中精力,要与对方保持适当的距离,双方距离 1 米左右为好,采取稍向对方倾斜的姿势,保持目光的接触。当护士全神贯注地倾听患者诉说时,实质上向患者传递了这样一个信息：我非常重视你的谈话,你就畅所欲言地把心里话都说出来吧。倾听伴随着交谈过程,其目的是通过倾听收集真实情况、掌握准确信息,并且对各种信息进行接收、感受和理解。

2. 核对

核对是指在倾听过程中,为了验证自己对内容的理解是否准确所采用的沟通策略。核对是一种反馈机制,体现了高度负责的精神。通过核对,患者可以知道自己的讲话护士是在认真听,并且很重视。例如,对某些细节、程度、范围的核对。它包含重述、改述和澄清等意思。

3. 提问

提问是收集信息和核对信息的手段,也是交谈最基本的工具,是一位有能力的护士的基本功。提问的有效性,将决定收集资料、进行护理评估的有效性。提问包括开放式与封闭式两种方法。

4. 阐述

即阐述观点、进行解释。患者到医院来治病的同时还会有很多疑问想要护士解释,如诊断、治疗、护理问题,病情的严重程度,预后及各种注意事项等。这就需要护士运用阐述策略给予解释。解答患者的疑虑、消除误解,护理操作中解释操作目的、注意事项,针对患者的问题提出建议和指导,都是阐述策略的具体运用。

5. 移情

即感情进入的过程。护患沟通中,指站在患者的角度上,通过倾听、提问等理解患者的感受。如果护士不能很好地理解患者、体验患者的真实情感,就无法使自己与患者的交往行为具有合理性与应对性。移情不等于同情。同情是对他人的关心、担忧和怜悯,是对他人困境的自我情感的表现。而移情是从他人的角度感受和理解他人的感情,是分享他人的感情而不是表达自我情感。

6. 沉默

沉默是一种超越语言的沟通方式,必要的时候,起到无声胜有声的作用。沉默片刻可以给护患双方创造思考和调适的机会,并且可以弱化过激语言与行为,化解紧张气氛。在护患沟通中,沉默可以表达无言赞美,也可以表达无声抗议;可以表达欣然默许,也可以表达保留意见。

>>> **7. 鼓励** >>>

在与患者交谈过程中,适时运用鼓励性语言,对患者是一种心理支持,可以增强患者战胜疾病的信心。根据不同情况,鼓励患者树立新的奋斗目标,激发起战胜疾病的坚强意志,使其对前途充满信心。护士可以介绍一些他人战胜疾病的例子来鼓励和安慰患者。

二、 治疗性沟通

（一）治疗性沟通概念

治疗性沟通是一般人际沟通原则在护理实践中的具体运用,属于护理范畴内的专业性沟通,是护士与患者、医生与患者和护士与医生之间特定的相互交流形式。

（二）治疗性沟通与一般人际沟通的区别（见下表）

治疗性沟通与一般人际沟通的区别

项目	治疗性沟通	一般人际沟通
目的	协助患者恢复、促进及维持健康	彼此需要
目标	护患共同制订,满足患者的需求	无特定目标
观念	护士以不批判的态度,接受患者的观念	观念一致
责任	护士负责导向	两人共同负责
时间	此时此刻	可以是过去、现在和将来
交谈焦点	护患双方均知道	不一定都知道
话题相关性	与患者的健康相关	任意话题
情感运用	护士鼓励患者分享感觉及自我表露	因人而异,并不固定
关系的长短	有时限性,根据目标达成情况而定	因人而异
关系的结束	经过计划与讨论	没有计划或无法预测

（三）治疗性沟通的目的

（1）建立良好的护患关系。

（2）收集患者资料，进行健康评估，提供健康教育。

（3）了解患者的情绪与态度。

（4）共同讨论确定需要解决的问题。

（5）制订护理计划，达到预期目标。

（四）护理操作用语

护理操作用语一般分为操作前解释、操作中指导、操作后嘱咐三部分。

>>> 1. 操作前解释 >>>

根据患者及病情的具体情况，解释本次操作的目的，患者应做的准备，简要介绍操作方法和在操作中患者可能产生的感觉，态度诚恳地做出尽量减少患者不适的承诺。

>>> 2. 操作中指导 >>>

操作中边操作边指导患者配合的方法，如深呼吸、放松等；使用安慰性语言，转移其注意力；使用鼓励性语言，增强其信心。

>>> 3. 操作后嘱咐 >>>

操作结束后应亲切询问患者的感觉，观察是否达到预期效果；交代必要的注意事项；同时感谢患者的配合。

课后习题

（1）护士应具备的语言修养有哪些？

（2）针对不同类型护患关系如何建立良好的护患关系？

（3）改善医护人际关系的途径有哪些？

学生作品欣赏："平行笔记"分享——护患沟通的理解

学生作品之一

作者：蕉蕉

给二伯的一个道歉

有时候我们不是心有所累，而是心有所畏，不是对生命的敬畏，而是对于人事如虎的感叹。那么，我们究竟应是成为交际的主动掌控者？还是安静地看利害关系如何变化如云？我想，在这个物欲横流的世界，最难办的事就是人和人之间的"沟通与交流"，不管是与身边的亲人、朋友还是陌生人，若是我们可以在有矛盾抑或是误解的时候很好地与他们沟通并处理好，那也是很了得的事了。而对于我们这些即将进入临床实习的学生来说，学会与患者及其家属沟通尤为重要。

记得在我身边也有这样的一个故事。那是两年以前，我的二伯因为眼睛开刀住院了，每天早上 7 点 45 分主治医生查房，因为要在裂隙灯下检查，医生都会将患者带到暗室。由于患者较多，二伯没有按照排好的顺序接受检查，所以很是生气。于是他自己回到病床不让医生检查，科室的主任到病床边请他，也不肯去检查。那时候，他老人家在大发脾气，谁也劝不了……但是为了不让老人家觉得医院是有意忽视他，主任立即打电话给我姑姑说明了事情的经过，并对因为他们工作流程问题导致老人家生气之事向我们表示歉意，希望我姑姑可以到医院劝劝二伯，不要让老人家耽误检查。随后,护士长也去了二伯病房,让老人家道出心中的不愉快,并以诚恳的态度分析早上他们医院在暗室检查流程存在的问题,表示通过这件事他们会改进工作中出现的问题。最终护士长诚恳的态度与温馨的话语打动了二伯受伤的心灵。之后二伯积极配合医生去检查了眼睛。

我想,这就是医患之间成功沟通的案例吧。其实,日常生活中磕磕碰碰在所难免,医患关系也一样。这件事,经院方处理后获得圆满的结果,表面上看是语言沟通的成功,往深层看,是当今信任缺失所致,患者的宽容和谅解是要通过护理人员耐心、真心的解释和沟通来获得的。当然,在临床工作中,我们也会存在不足,只要患者能够及时向我们提出,我们会虚心接受。因为,有了相互理解、相互信任、相互支持、相互配合,才有利于医疗护理工作的顺利开展,让我们为了同一目标共同努力!

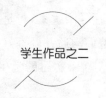

学生作品之二

作者:逸群

手术室里无声的交流

语言是感情交流的工具,是心灵沟通的纽带,是护患交流的桥梁。通过交流可增进护患间的信任和密切护患关系,护士可更好地了解患者的病情和掌握患者的心理状态。进而对患者进行有针对性的健康教育,及时为患者排忧解难,以便进行各方面的综合心理护理,促进患者恢复。

前几天我在网上看到一则新闻,怀孕39周的郑女士来到杭州市妇产科医院生产。然而,让助产护士王艳紧张的是,对方是一位聋哑人,无法用语言沟通,这给生产带来很多困难。虽然王艳已从业 15 年,但还是第一次遇到这样的情况。王艳首先想到了手语翻译,但经过翻译,表达难免有些偏差。王艳最终决定还是用写字的方式与产妇亲自沟通。"你好,很高兴能为你迎接宝宝的到来,我是手术室护士,我叫王艳。我们会为你和宝宝提供最好的护理服务。"王艳写下这句话,拿给郑女士看。郑女士看后抓着王艳的手,脸上紧张的表情终于舒缓一些,露出了笑容。"咱们现在要开始做一些术前准备工作了,你要一起帮忙,好好配合哦。""宝宝出生了,男孩子,恭喜你啊,真为你高兴。""我去把宝宝抱过来给你好好看一下,然后送你回病房,好吗?"……王艳每写一句就给郑女士看一眼,郑女士全程只要点头和摇头就可以。"宝宝六斤八两。他哭了,哭得很大声。"王艳第一时间将宝宝的情况告诉郑女士。突然郑女士也哭了。王艳马上"问"她:"怎么哭了,是觉得痛吗?"郑女士摇摇头,王艳明白真是初为人母的喜悦,也因为宝宝不用像自己一样发不出声音。剖宫产顺利完成,郑女士及家人对医生和护士都表示了感谢。在医院结束生产的郑女士在家人的呵护下出院,出院前,她又拿出这 4 张纸看了又看。她用手语告诉家人自己十分感谢王艳护士,并要把这 4 张纸带回家珍藏。在网上,网民纷纷为这位护士点赞"暖心""医德的典范""中国好护士"。

在一个人能够发音讲话的情况下,语言沟通就是任何人际沟通的基础,即使对方听不见,写出来的文字也是沟通交流的基础。护士与患者之间,可以说是时时刻刻打交道的,因为患者是有病有痛苦的,是需要把痛苦倾诉出来的,是需要有人倾听、理解、帮助的。护士重视与患者的语言沟通,就能和谐护患关系,帮助患者解除痛苦,恢复健康,赢得患者及其家属的满意,进而赢得整个社会的尊重和信任。其实很多医患纠纷的发生,是因为沟通太少,王艳护士并没有做了什么多伟大的事,只是与患者多了些沟通,满足了患者的身心需要。由此可见沟通是非常重要的,即将进入实习的我们应该要向王艳护士学习。

学生作品之三

作者:婷婷

学会换位思考

人生在世,避免不了与人沟通交流。然而,人类很早就意识到:要准确表达自己和理解别人都很困难。好的沟通交流会给人带来希望,而不当的沟通交流可能会给人带来悲伤,甚至痛苦。

不知道大家有没有听过这样一个故事:一位门诊患者一再询问医生为何给她开钙片。医生向患者耐心解释:您的体内激素分布改变导致了钙流失。患者皱着眉头似懂非懂。看后面还有一长串病号等着诊治,医生有些着急,直接说:"奶奶,不怪您不懂,医学生学5年才能彻底弄清楚这些道理,您就甭管了,回家吃钙片就是了。"患者干脆也直说了:"医生,电视上专家说了,不能瞎补钙啊!"医生出现一分钟的无语,然后一个箭步冲到护士站捧回一盆葱兰:"您看看这花草,可能浇水浇死,也可能干旱旱死。您现在身体的花草因为缺水干枯了,您觉得该浇水还是不浇?"一盆花草让患者醍醐灌顶,老奶奶高高兴兴地买药去了。

医者不可能有各种疾病的亲身体验,患者的诉说不一定会被理解;同样医者表达的意见和要求,也不一定会被患者体会。对待患者使用截然不同的沟通交流方式获得交流的结果也会是不同的。

就像老师给我们播放的自闭症孩子的故事,其中有一个小男孩患有自闭症,被人们所熟知的自闭症是安静、孤僻的,但这个小男孩的自闭症是狂躁、不安、内心孤独的。当他对地铁站的人怒吼时,他的母亲会以自己的方式悉心教导,试着理解他、改变他、教诲他。试想一下,若是他的母亲对他怒斥、训骂,而不是循循善诱,势必会使小男孩自闭症病情更加严重,而小男孩更是得不到理解。

生活中总会碰到难事,我们要学会换位思考、理解他人。对于即将实习的我们而言,在医院里碰到难以沟通交流的患者或家属也是无法避免的,海纳百川,有容乃大,凡事进一步则为步步紧逼,退一步则为海阔天空。

学生作品之四

作者：小珂

温　暖

朋友们,也许你曾看到,也许你曾听到,在我国一些城市的医院由于护患之间没有达到良好的沟通,曾发生过许多让我们不愿看到的恶劣事件。在医院工作压力和环境的特殊性,导致了很多医护人员在工作时因疲惫,而导致语气的生硬和心情的烦躁,由此护患关系十分紧张。

今年七月份我们穿着护士服就要踏进医院,作为一名实习护士,带着彷徨与紧张的心情,开始为期8个月的临床护理实践。这时候会有老师与我们进行沟通,为我们介绍病房结构,介绍各班工作,带教老师们丰富的经验与我们互相交流,让我们在实习第一阶段有了第一个收获。

到病房实习,接触最多的是患者,我们会在病房与患者沟通,在了解病情的同时也许患者还会问护士一些家常，由此增进护患关系。当然我们在患者需要帮助的时候，语气平缓耐心讲解，沟通多了，患者也会理解护士工作的不容易，便能减少很多不必要的小矛盾，增加互相之间的体谅，苏格拉底曾这样说过："贡献你的挚爱来赢得人心"，让患者感动并非是一定要做多少惊天动地的事情，一个眼神，一句话，一个动作就能做到，记得有次在输完液拔针的时候，护士说："我的手很凉，不要冰到你"，就是这么一句简单的单方面的沟通，让手与手之间有了温度。

感动患者其实很简单，输液时的一句安慰，闲暇时的一丝沟通，便让原本紧张的护患关系得到了舒缓，只有我们去减少患者的病痛，患者就会来体谅我们的辛苦，沟通不管在任何时候、任何场合都起着至关重要的作用，就比如说每一对好朋友不是从一开始就是推心置腹的，都是经过日积月累的相互理解、体谅与沟通才能成为知己的。

在医院里，我们也要与老师们多沟通交流，充实自己的理论知识和护理操作技能，争取多一些的操作锻炼机会，这样也算是对自己的一种锻炼和对患者的负责。只有沟通才能让对方更加了解你的所思所想，所以说沟通是一门艺术，是人与人之间理解、信任的桥梁。多一点真诚，少一点套路，所以我们真诚地与患者去沟通，将会有意想不到的收获！

学生作品之五

作者：紫怡

退一步，海阔天空

在社会上，医护患关系始终是一把锋利的双刃剑。依旧身处校园的我，其实并不非常明白其中的利害性。

前几天我刚看到这样的一则新闻。父母亲陪着孩子到医院挂点滴，结果因家长太忙这一原因并提出让护士照看孩子这样的要求，而闹起了一出无理事件。孩子的家长不但恶言相向，甚至还殴打医护人员。实话说，这样的消息真的是让我"不足为奇"，"不足为奇"的原因并不是对医护患之间，对社会的冷漠，而真的是听多了这样发生在现实生活中的案例。如今的社会，医生护士不仅要救死扶伤，还要负责照顾患者心理上的痛苦，可见医护人员的压力是有多大啊！在一个大群体中，患者需要自我保护，但也要学会理解医护人员，大家都退一步，让医院恢复一个良好的医疗环境，难道不好吗？

当然，也不是所有的矛盾根源都是出在患者身上的。这里有我亲身经历过的一个例子。因为我是过敏体质，所以经常会去医院看皮肤过敏。记得那次天还没亮我就坐车赶到医院，排队挂号，一连续的程序过后，终于轮到我了。坐在门诊室里无比诚恳地对医生讲述我的症状，医生冷不丁地看了下我的脸部皮肤，顺手给我一张护理皮肤的单子，给我开了几盒药就完事了。我还想多了解下自己的病情，所以多问了几个问题，只见医生就不耐烦地生冷地说了一句"还听不懂？那我没办法。"我真的是一脸茫然，医生的态度真的是不怎样啊。我知道可能医生一天会看几十个甚至上百的患者,所以就诊的时间永远是那短短的几分钟。但是就在这短短的几分钟内,你们如果多看我们几眼,多与我们沟通沟通,多拍一下我们的肩膀说一句"不要担心,我们会帮助您的"这样不是很暖心,医生开心,患者开心,大家都开开心心的,这样难道不好吗?

其实医护患之间的矛盾并非如想象中那样难以解决。只要互尊互重,彼此都退一步,就会海阔天空!多为对方着想一下,就会春暖花开。希望以后医护患之间的信号,能够顺利通畅,再也不要让其他因素阻隔这样的信号。临近实习的我也一定会以身作则,从一个有责任心的护士做起!

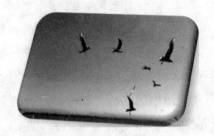

医护患沟通情景剧分享一

随着新型农村合作医疗的普及推广和国家政策对基层卫生院的大力扶持,乡镇卫生院迎来了快速发展的春天。然而,机遇往往伴随着挑战,当前医患关系的不断恶化给我们的服务提出了更高的要求,而作为基层医疗单位,所面对的人群文化层次普遍不高,不可避免地出现较多难以应对的医疗纠纷。客观地认识医患关系的现状,有效地预防或减少医患纠纷,尤其是杜绝恶性纠纷事件,建立和谐的医患关系是一个意义重大且深远的理论与实践问题。

融洽的医患关系是构建和谐社会的重要组成部分,而当前的医患关系却不太和谐。据中国消协的资料显示医患冲突不断发生,医疗纠纷呈逐年上升趋势,医疗纠纷由以医疗过失为主转变为非医疗过失为主。处理难度越来越大,对其处理以行政为主体转变为以法院为主体。医疗纠纷易于引发社会的反应,人的生命健康越来越受到人们的重视,并构成了社会各界关注的焦点。医疗纠纷的赔款额越来越高。刑事案件增多,个别地区甚至发生杀害医生的恶性事件,患者疾病久治不愈,患方伤害医生的事件时有发生。以救死扶伤为天职的医务人员,一直为人们所敬仰,为何这些年的从医环境、医患关系却急转直下呢? 深入探究,既有医疗体制方面的原因,也有医患双方的问题。

时间:晚上 9:50

地点:急诊值班室

人物:医生 1、护士 1、患者男 1、家属女 1

剧情简介:患者酒后就诊,由家属陪同。患者情绪急躁,不理解就诊流程,不配合医生工作,经过医护人员耐心解释、沟通,患者顺利就诊,一起医患纠纷事件被解决于萌芽中。

第一幕

幕起:急诊值班室,医生护士正忙于工作中

医生:小杨,刚才收入病房的那个患者怎么样啊?

护士:哦,刚才那个老太太啊? 血压稳定了,患者说感觉好多了,还说要感谢你呢,说要不是你及时用药,说不定就出大问题了。

医生:呵呵,是吗,稳定了就好。急救药品都补齐了吗?

护士:已经补齐了。哎,好像有人来了。

(两人看向门外)

患者大喊:有人吗? 人呢? 有值班的吗?

家属:哎,你别叫唤了哦,看你喝那个样,走好,慢点。

(患者醉酒状被家属扶持上场)

家属:医生,医生,快点来人啊!

医护两人站起,迎上,齐问:怎么啦,怎么啦?

护士：来，快躺下，别急，慢慢说。

患者喊：哎呀，不好受，别问那么多，快点儿给我输液打针。

家属：他喝多了，刚才吐得可凶啦。

患者：哎呀，老难受啊，别啰嗦了，快点吧，再慢就死你这儿了。

医生：别急，别急，你先躺这，我得先给你检查一下，了解一下您的病情，才好给你治疗，你先躺下吧，我给你看看。

（护士与家属搀扶患者至床前，医生持听诊器上前）

患者：你不急，你不难受。

家属：他今晚喝多了，回家就吐，吐了好多，后来还有点红的，哎哟，快给人吓死了，您快点给他治治吧。

医生：他喝了多少你知道吗？

家属：不知道，反正不会少，他平时都能喝七八两也没这样过。

医生：大概是几点喝的？到现在有多长时间了？

家属：不知道。（问患者）你是几点喝的酒啊？

患者不耐烦：不知道，忘了。

医生：您先别着急，来我先给你检查一下。

（听诊胸腹部后，做腹部触诊，边做边问。护士为患者测量血压）

医生：这儿疼不疼？

患者：疼。

医生：这儿呢，疼不疼？

患者：疼。

医生：这儿呢？

患者：疼。

医生：我按这几个地方都疼啊？

患者：哎呀可不是都疼，不疼我来这干啥。快点吧，先给我打个止疼针呗，先止住疼别叫我难受呗。

护士：血压 120 mmHg/80 mmHg。

家属：就是啊，医生，先给打个止疼针吧，先止住疼，让他不难受呗。

医生：患者是你爱人吧？

家属：是的。

医生：我是今天的值班大夫，我姓王。你们的心情我理解，但是不行，止疼针不能乱用的，像他这个情况更不敢乱用止疼针的，万一有别的情况怕掩盖症状，耽误您的病情。这样吧，我先给你用上药，待会还要做一些必要的检查，以确定你爱人的病情，好吧？

家属：那行，快点吧。

患者：哎呀，哪那么多事啊，有事没事我不知道啊，就是喝多了，吐得很多了，不会有别的啥问题的，你快点让我止住疼，我啥检查也不做。

护士：患者脉搏有点快，96 次/分。

医生：哦，先给予盐水 250 ml 加奥美拉唑 80 mg 静滴。

护士：是，盐水 250 ml 加奥美拉唑 80 mg 静滴。

（护士准备液体）

医生：同志？你叫什么名字啊

患者：周××。

医生：今年多大？

患者：38。

医生：以前得过什么病吗？

患者：没有，能吃能喝，哎哟，难受死了，满肚子都不好受。

护士：同志，现在帮你把液体输上，扎针会有点疼，您忍着点啊，我会尽量轻一点的。

患者：哦，快点吧，再疼能有多疼啊。

医生叫患者家属：同志，您来一下。

家属：哦，好的。

第二幕

地点：医生办公桌前

医生：你爱人的情况有点复杂，大量饮酒后，频繁剧烈呕吐，易导致急性胃黏膜损伤，食道裂伤，急性胃穿孔，急性胰腺炎等严重疾病。刚才你说他呕吐物中有点红色的东西，再加上我刚才对他进行了初步的检查，这几种情况都不能排除，所以需要进一步的化验检查，希望你们配合一下。

家属：哦，行啊，我去给他说说。

地点：病床前

家属：这会儿咋样啊，好点没有？

患者：还那样，医生叫你干啥了？

家属：他说你还得做进一步检查，怕有别的啥病，说得挺吓人的。

患者：别听他那一套，医院都是这样，只要一进来，啥都得检查一遍，我没事，就是吐得厉害，不用检查。

家属：那医生说得那么厉害，怪吓人的，要是万一有啥，不是就耽误了？

患者：哎呀，你个笨蛋，那他要是不说得厉害点，咋让你往外掏钱嘞。不查。

患者喊：哎哟，还是不行啊，这是什么药啊，治不住啊，还是难受。给我打个止疼针吧。

家属：王医生，怎么还是不行啊，他还是难受得狠啊，哎呀，这可咋办呀。你给想想办法啊。

医生：行，我先看看。

第三幕

地点：病床前

医生：这会儿感觉怎么样，好点没有啊？

患者：哎哟，不行啊，你用的这是啥药啊，不行啊，还不如刚才呢，咋越来越厉害了。

医生：别着急，刚打上针，没那么快好的，再好的药总得输进去才能治病啊，再说你现在还没有确定有没有其他情况，有些药也不敢乱用。我刚才跟你爱人讲过了，你还需要做进一步检查才能确定诊断。

患者：哎哟，讲来讲去还是检查，你们医生咋都犯这毛病啊，我们老百姓挣个钱容易吗，你能不能不提给我检查，我就是喝了点酒，吐了几次，你赶快给我治住就妥了，不做检查你就不会看病了？你是什么医生啊，我要找你们领导投诉你。

医生：老周，你别急，我们也是为了你的病情考虑，为了尽快确诊，早点治疗，有些检查还是有必要做的。我老家也是农村的，父母也都是农民，知道你们挣钱不容易，你放心吧，我们不会让你浪费一分钱的，不必要的检查绝对不会做，你现在正是年轻力壮的时候，万一要是有别的啥情况，病情给耽误了，你的家人该怎么办啊，你想想看。

（患者皱眉不语，稍后）

患者：那行，快点吧，这会儿更难受了。

旁白：经检查。该患者为急性胃黏膜损伤引起上消化道出血，且因剧烈呕吐导致严重水电解质紊乱，后因治疗及时患者很快康复出院。

医护患沟通情景剧分享二

心术

旁白：当下医患矛盾的加剧，往往被普罗大众认为是医院方面态度不佳或是为牟利而丧尽天良。但是我们知道,现在高素质的医务工作者正逐渐净化曾经被腐蚀的工作队伍。然而据报道,每年约有7万起医疗纠纷,医患矛盾的频繁发生,到底是医务工作者的失职,还是另有蹊跷呢。

第一幕

背景:急诊大厅,护士小张正在忙碌着

患者1:护士啊,我这里手怎么肿起来了,快过来看看啊。

患者2:哎～护士、护士,我这里水没了,快来帮我拔针啊,我还有事情的呢～快点,快点! 不要耽误我的正事啊!

患者3:护士啊,我等了很久了,我20分钟以前就来了啊,怎么还没轮到我啊,你这里不是急诊嘛,怎么一点也不急啊! 快过来帮我打针啊。

旁白:上午10点54突然玻璃门自动开启,患者的交谈声和婴孩的啼哭声在开门的一瞬间涌了出来。门口救护车铃声大作。急救车里被推下一名脸色苍白的孕妇,护士和医生快步接诊,一起将孕妇推到抢救室。时间为11点。

时间为12点05点,护士跑来,要求产妇家属签字:谁是××产妇家属? 谁是××产妇家属?

(门外等待的家属一拥而上):我、我、我、我、我们是。

护士:胎儿个头太大了,我们建议还是不要顺产,要进行剖宫产,如果你们同意的话在这张单子上签字好吗?

家属1:咳,听说剖宫产出来的孩子不聪明的。

家属2:(附和)就是就是,你看看邻居家小王的孩子,这么大了(比画)加减法还老算错。

家属3:护士、护士,我们家还想生二胎呢,听说剖宫产之后还要等几年诶,能不剖就不剖好吧。

护士(面露难色):事关产妇的生命,强行顺产的话会造成胎儿难产的,我建议你们还是再斟酌一下。

家属 4:哎哎这也有道理,这还是个男孩呢,可不能就这样让他飞了。

(家属护士你一言我一语,时间过去大半天)

护士 2:(急匆匆跑出):家属签字了吗,在磨蹭什么呢,不签可就来不及了。

(家属签字,随后婴儿顺利产出,护士跑出通告。然而,产妇随即出现产后大出血。13 点,检验科电话报告,凝血功能明显异常,纤维蛋白原检测不出,初步诊断:羊水栓塞。)

护士再次跑出通告家属:××产妇家属,××产妇家属。产妇现在情况不太好,现在上级医院专家也确认是发生羊水栓塞,需要切除子宫,同意请在这张单子上签字。

家属(大惊失色):好好的一个人,怎么说不好就不好了呢!

家属 2:就是啊!你们医院该不会是变着法子来坑我们钱吧,呵呵,又要剖腹又要切子宫的,别以为你们这点把戏能骗过我们。

护士(耐心劝说):这位家属,我们说的每一句话,做的每一项手术都有医学依据的,你们就算不相信我们也要相信医学啊,现在产妇情况危急,还请你们马上决定。

家属 3:不行不行,切了子宫我们还怎么要二胎啊,女人这一辈子不就完了吗?

家属 4:我看啊,就是医院欺负我们读书少,唬着我们交钱呢。你说得对,切了子宫还怎么再怀上啊。这字,我们不会签的。

护士:解释……(旁白:护士百般解释,家属固执选择不签字,时间到了 16 点。)

家属 1:丑话说在前头,字我们会签,要是我们家××有什么三长两短我非砸了你们这儿不可。

旁白:家属一直在外面焦急地等待。

5 小时后,医生护士神情疲惫,医生告知家属产妇已经死亡。

家属激动:怎么可能,不是说切了子宫就没事了的吗?

医生:产妇因为大出血(告知具体情况)。

家属:你们不要和我忽悠了!欺负我书读的少啊!该签的字我们都签了还保不住人,大伙儿评评理啊,这是不是草菅人命。

护士(上前安抚):这位家属请你冷静一下,关于××产妇的事情我们确实感到很抱歉,同时也很理解你们家属的心情。无论是哪一位患者没能从手术台上下来我们都深表遗憾,但是请相信,我们真的用尽全力在挽救您家人的性命。

家属:你们医院这样不负责任,我要上媒体举报你们!(说完直接拨了媒体的电话)。

其余几个家属不由分说地就冲进了抢救室,却只见已经死亡的产妇一人躺在了手术台上,手术室中空无一人。如此的场景更是激怒了家属,于是,此后面对媒体的讲述更是添油加醋。

媒体出现

家属纷纷七嘴八舌地开始向媒体讲述事情的经过。

家属 1:他们一开始说什么要剖宫产,这剖宫产肯定没顺产好……

家属 2:我就说,医生技术不过关,还一直让我们签这个签那个……就知道赚医药费。

医生护士想补充发言,被媒体拒绝。

记者迅速整理报道,消息迅速传开,人们纷纷谴责医院的不负责任,草菅人命,医院也每天有不同的新闻媒体前来调查采访(表现出这一话题成为大家茶余饭后的谈资)。一时间医院氛围乌烟瘴气。

第二幕

背景:小张正在为患者输液。

患者：唉，听说你们医院又有人来闹了啊。

小张：是啊，那天有个孕妇生产完之后羊水栓塞，没能救回来。

患者：我在网上看到说，人都还在手术台上，你们就全跑了。家属就在门口等着，人没了，你们也不说一声。这……恐怕不太好吧。

小张：那天是因为医生下了病危通知，可是家属迟迟不肯签字，错过了抢救最佳时机。可惜啊！

患者：原来事实是这样啊。那媒体也太没良心了，不管事实就乱报道一通。那家属处理起来一定特麻烦吧。

小张：如果是我们的失误，我们绝对不会推脱，希望检验报告结果快点出来，把真相公之于众，医院也可以早点清静下来。

患者：看来医患矛盾与媒体的失实报道也有很大关系啊。

小张苦笑：以前都说医院黑心，不让人好过，可是换个角度想想，我们和患者非亲非故，做什么不好非得让你死呢？平时只要把照顾的患者当作自己的朋友一样相处，就已经能缓解不少的矛盾啦。我们是照顾不是服务，只是能理解的人太少了。

患者：那你有没有考虑过转行啊，护士实在太辛苦了。

小张：如果每个人都因为辛苦想转行，那谁来做护士，谁来照顾患者呢？我们并没有多伟大，护理好每一个患者，也是为了对得起人家叫我们一声"护士小姐"，还有身上这身白色制服，既然你们拿性命相托，我们就没有理由撒手不管。别忘了，我们可是在南丁格尔雕像下发过誓的没翅膀的天使啊。

患者和小张都笑了，小张收拾好物品，交代完注意事项便出去了。

旁白：次日，副院长带着有关人士，拿着相关的文件证实当日孕妇死亡事件是无法避免的。媒体承认错误。

家属出场：也是怪我们一时糊涂，赔上我们家人的性命不说，还弄出一场闹剧。

旁白：我们在下临床实习的时候最怕的莫过于摊上医闹事件。然而，我们知道燃起医闹导火线的原因很多，作为护生或者以后作为护士的我们担任着医生与患者之间沟通的桥梁，即使任务艰巨，有众多的因素可能会将我们推向舆论的风口浪尖。只要我们秉承原则，做好分内之事，大家的赤诚之心相信一定能被大众理解，那护患关系的缓解也不用总是停留于口头或文字上了。

第六章 社会学与护理职业道德

 学习目标

（1）了解社会、社会学、社会化等概念和内涵；护理专业和护理人员的特性。

（2）熟悉护理与社会的关系，社会分层、社会流动对护理领域的影响；护士职业道德的特性和内容。

（3）掌握社会学知识对于护士的作用；护士职业道德规范的重要性，在护理实践中体现职业道德美，培养职业认同感。

第一节 社会学与护理

护理是一门精细的艺术。

——弗罗伦斯·南丁格尔

案例引导

北京大学护理学院教授、博士生导师尚少梅认为，当前我国护理需求旺盛，但护理行业压力大，工作强度高，工作价值的社会认可度较低，职业吸引力不强，导致专业护理人才流失和短缺现象严重，再加上护理培训和相应的监管制度缺失，国内医疗护理远不足以像欧美国家一样形成产业规模。

试分析出现此类问题的原因。

一、社会学概述

（一）社会学定义

社会学是从社会整体出发，通过社会关系和社会行为来研究社会的结构、功能、发生和发展规律的综合性学科。

（二）社会学的学科特点

（1）它将社会作为一个整体来看待。

（2）它是一门综合性学科。研究任何社会问题总是将多种相关社会因素和自然因素联系在一起做整体性研究，经常结合和参考其他社会学科甚至自然科学的研究成果。

（3）它是具有科学性的学科。把定性研究方法与定量研究方法相结合。

二、 护理社会学概述

（一）护理社会学

护理社会学是社会学的分支学科，是运用社会学原理研究和探讨护理领域中的社会现象和社会问题的一门科学。它以社会学的基本原理为基础，以历史唯物主义、系统整体性等观点为方法论，以社会调查、文献调查、实验法、流行学方法等为基本方法，以护理学科和护理工作中的社会现象、社会问题为研究对象。

（二）护理社会学的研究内容

》》》 1. 护理工作领域的社会学问题

护理社会学是对护理工作实践中的社会现象和社会问题的研究。包括患者、护士等社会角色的权利和义务及其社会行为；护理人际关系及沟通技巧；护理组织结构和管理体制的建立与改革；护理文化的内涵和建设；护士的职业流动等内容。

》》》 2. 护理学科与特殊人群护理中的社会学问题

运用社会学方法对护理学科和特殊人群护理中反映的社会学问题进行考察分析。包括对健康、疾病社会内涵的界定；对预防保健、自我护理、家庭和社区护理、妇幼保健、老年保健、残疾康复、精神卫生保健、临终关怀等学科专业的社会性及社会护理的研究。就学科个性而言,护理社会学的研究,应建立在社会调查的基础上,根据本国、本地区、本时期护理工作的任务特点和问题,提出符合自身实际的社会护理决策和措施。

（三）护理与社会学

社会学与临床护理工作有着密切的联系,社会学研究的许多领域都与护士维护与促进健康的工作目标与工作内容相一致。

（1）社会变迁对健康的影响,包括社会环境变化、社会关系等对健康的影响。①社会环境变化对健康的影响,是指不同分配制度、卫生政策、社会制度等;②社会关系对健康的影响,是指社会支持、家庭、人口因素（人口数量、结构、流动）等。

（2）社会文化对健康的影响,包括教育、风俗习惯、宗教等对健康的影响。

（四）护士学习社会学的意义

（1）转变新医学模式对护理工作社会性认识的需要,即生物—心理—社会医学模式与整体护理模式。

（2）适应临床护理工作对护士素质提升的需要。现代护理服务涉及不同人群,不仅要具有医院临床护理技能,还需具备社区护理技能;不仅要具有专科护理技能,还需具备全科护理技能;不仅要具有临床护理工作能力,还需具备协调各种社会关系,有效利用各种医疗资源的社会组织和社会协调能力。

（3）提高临床护理质量和护理管理水平的需要。

三、 护理工作领域的社会学问题

（一）社会学对护士的要求

在收集患者资料时,应详细了解年龄、性格、社会背景、社会事件、职业、家庭、信仰等社会因素,根据社会因素的整体联系制订相应的护理计划,关注社会心理因素对健康和疾病的作用;向患者及其家属提供社会支援;充分发挥社会学理论和方法的重要作用。

(二) 护士的社会流动

截至 2010 年末卫生部卫生事业发展统计公报显示,我国当前注册护士约 204.8 万人,每千人口注册护士 1.52 人,全世界范围内排名仍在许多经济欠发达国家之后,我国护士编制严重不足。在有限资源下,保证护理工作持续有效地开展,防止人才的流失与浪费,护士社会流动的合理性研究便成为一项重要课题。

改革开放以来,为适应市场经济的发展,我国医疗模式也发生了变化,先后出现了急救中心、社区卫生服务中心、社区卫生服务站、康复中心等,护理服务范围不断扩展和延伸,护理工作从医院走向院外,走向社区,走向家庭,走向人群中。除此以外,部分护士受经济利益驱使,向工作环境好、待遇高的地方流动。

(三) 护士与社会工作

护理的服务对象为所有年龄段的健康人及患者,服务场所从医院扩展到了社会中的社区、家庭及各种机构,为那些需要有关健康方面帮助的个人和群体提供服务,护理工作就此开展起来。

案例分享

——护士与社会工作 汶川地震后的护理工作者们

2008 年 5 月 12 日中国四川发生了里氏 8.0 级地震,地震后全国各地的护理工作者们立即赶赴灾区参加救援工作,随后还参与灾民心理恢复、康复训练等灾后重建工作。近些年，许多护理工作者深入社区、学校组织或参与开展火灾、地震等自然灾害逃生演练及急救技能培训，为保障居民生命财产安全贡献一分力量。这些都体现了护理工作与社会工作的相互渗透和有机结合。在灾害援救中，护士表现为多角色工作，需要灵活应对。灾害护理学是我国一门新兴学科，护士在灾害应对中角色、行为及社会工作之职责还处于研究之中。

（四）护理社会工作的对象

护理社会工作的主要对象包括有生理残疾、精神心理障碍、社会适应不良的个体和群体等三方面人员。护理社会工作将其作为服务对象为其提供有关健康方面的服务。

（五）护理社会工作的内容

》》》 1. 医院内的社会工作 》》》

调节患者心理，配合医院治疗；提供患者信息，协助医生诊治；改善医患关系，减少医疗纠纷；提升医院形象，协调公共关系。

》》》 2. 患者家庭的社会工作 》》》

帮助患者申请公共援助；为绝症患者提供临终关怀；为丧亲者提供心理辅导。

》》》 3. 公共卫生领域的社会工作 》》》

宣传预防疾病和保持健康生活方式的知识；开展社区心理卫生辅导；参与卫生行政法规制定和修改；调查及评估社区居民需要和卫生服务效果。

第二节　护理职业道德

无论至于何处，遇男或女，贵人及奴婢，我之唯一目的，为病家谋幸福。

——希波克拉底

道德是用以调整人们之间以及个人与社会之间关系的心理意识、

原则规范和行为活动的总和,而职业道德则是整个道德的一个组成部分。高尚的职业道德和良好的个人素质是我们医护工作者每天的必修课。护士职业道德作为一种特殊的职业道德,直接关系到患者的生死与健康,与其他职业道德相比尤显重要。

案例引导

患者李某,男65岁,于2017年9月1日上午急诊胰腺炎收治入院,医生匆忙开好医嘱即上手术室为其他患者手术。李某输液至中午,一新护士检查医嘱发现补液结束准备拔针,正好被一老护士看到,她知道李某禁食,认为不可能输液完毕,便当即制止拔针,马上翻阅病历,发现医生开的液体量过少,立即打电话到手术室联系医生,医生补开了医嘱,从而避免该患者可能因补液量不足而导致脱水的现象。

试分析:

(1)新护士的行为是否正确?为什么?

(2)老护士的行为是否正确?为什么?

(3)如果你是护士,遇到此类问题应该怎么做?

一、护理职业道德的概念

护理职业道德是每个护士做好本职工作的行动指南和行为准则,在医疗护理过程中调整护士与患者、其他医务人员和社会之间的相互关系。它属于职业道德的一种,是一般社会道德在护理学及护理过程中的特殊表现。

护理职业道德是护理社会价值和护士理想价值的具体体现,与护士的职业劳动紧密结合。一方面,它以一般社会道德和一般医学道德为指导,引导护理人员树立崇高的道德理想和救死扶伤、全心全意为人民健康服务的道德理念;另一方面,根据护理学中的一些特定的道德准则和规范,引导护理人员热爱本职业,关心护理对象,遵守护理制度,钻研护理技能,开展心理护理,从而促进护理质量的提高。

护理工作在某些人看来似乎很容易,但在平凡的工作中,不断提高业务水平却不是件容易的事。社会在发展,我国已进入"人民走向小康,医院走向市场"的新世纪。现代医院需要现代护理,现代护理需要现代护士。患者不再是单纯地接受医疗,而是享受医疗。多样化的服务对专科护理知识要求越来越高,所以每一个护理人员都必须认认真真地学,老老实实地干,使自己的业务知识和技术能力不断更新和提高。护士对患者要有高度的同情心,对患者要热情关怀,体贴入微。不论职位高低,不论意识清楚或不清楚都要倍加爱护尊重,一视同仁,时刻把解除患者痛苦,帮助患者康复当作护士义不容辞的责任。护士一上岗就应当摆脱生活中的自我而进入特定的护士角色。她的言行都应自然流露出对患者的同情和关怀。因为患者都希望从医务人员的言行中获得安慰、依靠和希望。临床上有时可见患者家属因长期受患者病痛的折磨而产生情感麻木,失去耐心。只有护士,因为职业的需要决定了她们必须具备对患者执着爱护的特殊职业情感。这种情感就像一支蜡烛,用熠熠之光为黑暗带来光明,为痛苦赢得欢乐,让患者得以超脱。护理工作的可贵之处就在于,她们总是这样年复一年、日复一日地坚持做到急患者所急,想患者所想,帮患者所需。对待患者能做到不是亲人胜似亲人,必要时放弃某些个人的利益,只要对患者有益,从不计较个人得失。护理工作是忙碌的、琐碎的,但又是神圣和崇高的。当我们用真爱化解了患者的痛苦,使身边的患者露出健康的笑容,为一个又一个在痛苦中失去身心自理能力的患者带来温暖光明和再生,所有的脏累苦忙便成了最美好的回忆。

二、 护理职业道德的作用

（一）护理职业道德关系到护理质量的提高

护理工作完成的优劣体现在护理质量上，而护理质量的高低取决于护士的技术水平和道德水平。患者从入院到出院过程中所涉及的各种护理技术操作，内容庞杂、琐碎，具体的护理工作均离不开护理人员的辛勤工作。如果没有对护理工作的荣誉感与责任心，仅有对患者的同情与关爱是无法胜任这份工作的。

（二）护理职业道德关系到医疗关系的协调

现如今，医院的医疗活动已成为一项群体协作的活动，护士与医生、医技人员、后勤人员及行政管理人员都有着密切的工作关系。护理职业道德能够促使护士与其他各类人员团结协作、互相学习，彼此补充，增进友谊。护理职业道德是建立良好医疗关系的重要基础。

（三）护理职业道德关系到医院的管理水平

良好的护理职业道德可促使护理人员自觉遵守医院各项规章制度，积极参与医院管理，有利于护理工作的有效实施和医疗质量的提高。

三、 护理职业道德的特殊性

护理职业道德是整个医德体系中的一个组成部分，但护理工作的特点决定着护理职业道德又与一般的临床医学道德有些不同，具有它的特殊性，在临床工作中，护理道德具有如下的特殊性。

（一）治疗和护理的协调一致性

护理工作的服务性决定着在执行治疗和护理过程中，护士必须时时配合治疗的需要，尽力为患者创造适合于治疗的环境和条件,使治疗和护理得以协调。

(二) 护理工作的严格性

护理工作的科学性,要求护理工作必须以医学、科学理论为指导,严格执行操作规程,严格执行医嘱,护士是否严格遵守护理制度,认真做好各项护理工作,做到准确、及时、无误,直接关系到医疗质量,关系到患者的生命安危。

一个有着高素质修养的护士应该既有良好的职业道德品质及行为规范,又能在业务技术上勤奋好学、精益求精。高尚的道德和精湛的技术是一致的。护理业务技术的好坏直接关系到患者的康复和生命安危。不能设想一个道德高尚的护士,其业务技术极差,能够完成防病治病和救死扶伤的艰巨任务。相反,会因此给患者带来痛苦和严重后果。这样的护士即使是服务态度再好,也不会得到患者家属和社会的欢迎。

实践中,知与行的统一也是护理人员对工作一丝不苟、精益求精的具体表现。要做一名优秀的护士,只有满腔热情,良好的服务愿望是不够的,同时必须具备牢固的专业知识,熟练的技术操作和敏捷的对疾病的观察判断能力。

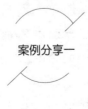

案例分享一

12 块纱布的故事

一次在医院的手术室里,一位年轻护士在手术台上配合从上级医院请来的赫赫有名的专家做手术。艰苦复杂的手术从清晨进行到黄昏,眼看患者的刀口即将缝合。护士突然严肃地盯着专家说:"我们用了 12 块纱布,您只取出 11 块。""我都取出来了。"专家断言道。"不,不行!"护士高声抗议,"我记得清清楚楚。"这时,专家不理睬地命令道:"听我的,准备缝合。"护士毫不含糊地说道:"你是医生,你不能这样做。"直到这时,专家冷漠的脸上浮出欣慰的笑容,他举起左手心里握着的第 12 块纱布,向所有的人宣布:"她是我合格的助手。"这就是职业道德修养的点点滴滴。

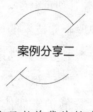

案例分享二

护理老前辈的教诲

王秀瑛老前辈经常教诲我们:对医务工作者来说,无知就是犯罪。护理工作看起来很平常,就像社会上有些人说的那样,护士工作无非是大便器、小便器、笤帚疙瘩、注射器。这其实是对护理工作的偏见和误解,尤其是随着医学模式的转变,护士的服务对象不再是来院就诊的患者,护理工作的范围已经扩大到全面照顾和帮助人们去预防疾病,促进和保持健康,治愈疾病,恢复健康。这就要求护士不但要掌握医学的基础知识,而且还要学习社会科学、人文科学、行为科学等多方面的知识。学无止境,只有不断充实自己,不断提高科学文化修养,才能更好地为患者服务,而最终受益的将是你自己。特别是医疗体制改革后实行聘任制,铁饭碗没有了。那些根底扎实、技术过硬,能与专业发展同步前行的人会成为医院倍加青睐的香饽饽;而不思进取,能力低下者无疑会被列为"减员"的对象。有为才能有位,医院是一本活的教科书,只要你肯学是取之不尽的。课本知识与临床有很大差距,只要你一接触患者,你就会发现自己的不足。俗话说,师傅领进门,修行在个人。护理并非熟练工种,而是需要认真刻苦钻研才能掌握的专业,娴熟的技术将是你立足的基石。只有起点高,职业道德及行为规范好的护士才能在竞争中立于不败之地。

(三)护理工作的灵活性

在强调护理道德严格性的同时,护士还要有灵活性、积极主动性,尤其在一些特殊情况下,如遇危重患者的抢救、急诊患者的临时安置处理时,不能消极地等待医生、等待医嘱,而需要灵活机智、采取果断措施,主动承担一定的治疗、抢救任务,这是特殊情况下,对护士的特殊道德要求。

四、护理职业道德对护理的影响

(一)护理职业道德对护理质量的影响

护理职业道德与护理质量息息相关。目前全国各医院基础护理工作的现状不容乐观,专业护士从事基础护理工作的实际时间很少,护士编制不足是主要原因。但也与护士对专业内涵认识不清、轻视或简化生活护理有关,从而造成基础护理落实不到位。

(二)护理职业道德影响护患关系

护士良好的职业行为和习惯对护患关系的形成起着至关重要的作用。当前大部分的护患纠纷对护患关系有着严重的影响,除了患者期望值过高及维权意识增强以外,大部分归因于护士态度生硬、表情冷漠、说话语气重、理论知识缺乏,技术操作不熟练,不认真执行护理规范、护理措施不到位,综合素质低、安全意识、法律意识淡薄,缺乏预见性等。

五、 护理职业道德规范的基本内容

（一）爱岗敬业，忠于职守

这是护理人员应有的首要的道德品质，也是做好护理工作的动力与信念。每一位护理工作者均应充分认识护理工作的性质及意义；充分认识护理专业所具有的科学性、技术性、服务性、艺术性和社会性；充分认识护理工作在国家医疗卫生工作中的重要性。

（二）关心患者，平等待人

护理人员应设身处地地为患者着想，急患者之所急，想患者之所想。平等对待每一名患者，尊重患者的权利和生命价值。

（三）严谨细致，精益求精

护理人员对待工作必须认真负责、一丝不苟。这是护理人员热爱护理事业，对患者生命负责的具体体现。严密细致地观察病情是进行科学有效的治疗、护理的先决条件。护理人员要刻苦学习、积极进取，熟练掌握业务知识和各项护理操作技能，不仅是本职工作所必须，也是职业道德的要求。

课后习题

（1）简述护理职业道德的特殊性。

（2）试举例，在你的生活中，对你产生深远影响的人和事。

学生作品欣赏："平行笔记"分享之护理职业的理解

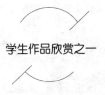

学生作品欣赏之一

作者：婷婷

实习前的思考

在我们每个人的一生中，谁也无法拒绝天使，从出生到死亡，几乎每个人的生命都与护士有关。所谓的天使那就是无私的奉献。怎样做到无私的奉献？那就要任劳任怨，每天保持高涨的热情，对患者展现出最好的自我。

从选择护理学专业到现在快两年了。两年，我从一个懵懵懂懂的学生成为现在即将走向临床的实习生，心里有说不出的紧张。为什么紧张，与其说是紧张，不如说是焦虑。很快就要面临选择实习医院，担心验收不通过，还有就是在学校里学到的知识、技巧在临床上究竟能用到多少？自己能不能胜任这份工作？该怎么与其他人相处？这一连串问题让自己变得压抑。但只能自己去调节情绪，告诉自己能帮助患者恢复健康是特别有意义的事情。

护理工作看起来很平常，但它是一项极为精细的工作。一个微笑、一句问候都是一件特别小的事情，但它融入了护理工作人员对患者满满的爱。现实社会中，很多人不理解医护人员的工作，甚至还有很多医闹。护士也是有血有肉有感情的人，因为职业的关系对患者的情绪自然有着更深的感受。患者的治疗过程中，饱含着护士的辛劳与付出。当我们看到每一位患者康复,这就是我们的工作,这就是我们的责任。实现了这份工作真正的意义,自己也会享受护理工作给生命的快乐。

能加入护理行业,我感到骄傲,用自己所学到的知识与技能帮助患者脱离病痛的折磨,才是真正有意义的事!

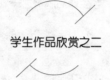

学生作品欣赏之二

作者:小婧

平凡生活里的英雄梦想

选择护理这个专业并不是心血来潮,而是无数个日夜的深思与熟虑。

第一个给我震撼的护士是我的舅妈。我的弟弟是一个早产儿,记得他第一次被抱回家的时候,全身蜡黄蜡黄的,丑得像只营养不良的小猴子。由于早产,他并不像其他的新生儿那般活泼,对这个世界充满好奇。其实,对那时的他的记忆已经不太多了。只记得有一次,弟弟突然出现面色苍白、呼吸浅快的休克症状,全家人都吓蒙了,而舅妈立刻就抱起他不停地拍打他的脚心,过了好一阵,一声响亮的啼哭让所有人的心都放下了。

从那一次起,我对护士的认识就不单单停留在打针、输液这一层面了。

学校一年半的学习过程中,我逐步了解认识到护士要学的东西其实并不比医生少。内科、外科、妇科、儿科等样样都需要学习,对于操作技能更需要烂熟于心。这要求我们不仅需要有扎实的理论知识,还要有精湛的操作技术。

以前在选专业的时候,家人们都劝我不要选择护理。护士工作太苦了！我知道他们是因为心疼我。但是我相信，随着社会的进步，人们终究会认识到护理的独特性，日益尊重和爱护护士，而护士将是每一位患者的解语花，绽放出她青春碧草的风采。

护理之于我，不是一时兴起，不是豪言壮举；而是一种不懈的坚持，是与疲惫生活的正面交锋，是平凡生活里的英雄梦想。

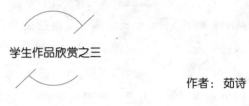

学生作品欣赏之三

作者：茹诗

实习前的内心独白

小时候身体不好，有段时间常去医院。在那段时间里，印象最深刻的就是忙碌奔波在走道中护士姐姐们的身影。年纪小小的我好像能够体会到，在生病时医护人员的爱心与耐心对于患者身心的重要性，更能感觉到白衣天使的深刻内涵与神圣，所以我一直憧憬着做一名护士。在报考志愿时毫不犹豫地选择了这个专业，如今接触护理学已经有两年时间了，我才意识到，原来这个职业并不是想象中那样简单的。

当我们把目光投向这群身着白色工作衣，头顶燕尾的天使们，在工作的过程中她们会有对职业的热爱和敬仰，也有苦衷和酸涩。即将实习的我们，可以去感知她们的辛苦，与她们一起分享维护生命，使生命得以存在和延续的喜悦。我不想说护士的平凡，也不想提护士的伟大。只想说由于职业特点，护士需要能够奉献，需要勤奋，需要承担起"保护生命，减轻痛苦，促进健康"的使命。南丁格尔传承下来的不只是那盏明灯，还有那不灭的生命赞曲。

护士也是普普通通的人,在真心照顾患者的同时,希望社会能尊重护士,理解护士,爱护护士。在医务工作中医生是主体,护士是主力。患者常常把对治疗效果不满意或高医疗费用的不满情绪发泄在护士身上,护士被殴打和漫骂的事件在各医院也屡见不鲜。

对于三个月后就要实习的我们,我想我们应该要锻炼心理、身体、职业道德和专业技术四个方面的良好素质,以此来避免类似的医患纠纷。护士与患者是两个地位平等的个体。对患者应像对待朋友、亲人一样,为他们创造整洁、舒适、安全、有序的诊疗环境,用同情和体恤的心去倾听他们的诉说,并尽量满足其提出的合理要求,施予人性化的医疗服务。用心去做护理,希望实习结束,我们能够对护士这份职业有更深的了解。

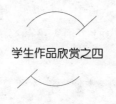

学生作品欣赏之四

作者:小叶

见 习

去年暑假,我获得了一次去医院见习的机会,既高兴又紧张。高兴是因此可以更加深入了解护士的工作,而紧张则是因为第一次进病房不知道自己能不能做到让老师和患者满意。

我去的是五官眼科,这个科室的老年人比较多,他们都是因眼睛有疾病而住院的,大多数老人都是眼睛蒙着纱布,但是每次我去病房与他们沟通交流时,都会看到老人们脸上和蔼可亲的笑容。经过四天的熟悉和了解,跟着我的带教刘老师去病房给患者进行静脉注射,之前几天刘老师已经给我讲了静脉注射的要领,每次刘老师操作的时候我也在认真记录。来到一位患白内障奶奶的床前,刘老师对我说:"你已经学习了这么多天了,也该动手操作一下了,这位患者的血管比较清晰,又粗又直,容易注射,你来进行操作吧。"我一脸茫然地看着刘老师说:"老师,我怕做不好,给您和患者带来麻烦。"刘老师看着我说:"每个人都会有第一次,不要紧张,放轻松,相信自己一定可以的,勇敢地迈出第一步。"我调整了状态,鼓起勇气,准备好用品,来到了这位奶奶面前。我一边做准备工作一边对奶奶说:"奶奶我是第一次进行操作,可能会有点紧张,可能会做得不好,如果我的操作让你觉得不舒服,你要及时告诉我,你不要紧张,我会尽量轻一点的。"奶奶虽然被纱布蒙住了双眼,但是依然对我露出和蔼可亲的笑容,对我说:"小姑娘,你就放心操作吧,我都五十多了,也是第一次住院,第一次让别人给扎针,你操作不好,我也不怪你的。"刘老师也在旁边鼓励我,帮助我。一切准备工作都做好了,我拿起针,慢慢扎入奶奶的皮肤,然后平推了一点后就看到了回血,刘老师说:"这不是很棒嘛,一次就成功了,我第一次给患者打针的时候都没有成功,你比我第一次都厉害啊,下次继续努力。"奶奶听到后说:"这就结束了啊,我都没有感觉到疼,小姑娘操作得很好啊。"在老师和患者的鼓励中我完成了第一次静脉注射,心里又激动又开心。感谢老师和患者给我的鼓励和信任。

　　结束了两周的见习,真的舍不得离开了。经过见习发现自己知识还是太缺乏,回到学校的我会更加努力学习,记住老师讲解的每一个重点,为以后的实习和工作打好基础。相信自己会成为一名优秀的护士。

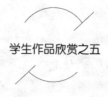

学生作品欣赏之五

作者：小萍

知易行难

对于护士这个职业应该有很多人和我以前的想法是一样的，就是每天给患者打打针、换换药之类的，是一份很普通很轻松的工作。并且一直被人们称为"白衣天使"。因此很多人都向往，我也不例外，在高考填志愿时选了这个专业。

从自己选择护理专业到现在已有两年时光，现在发现护士并非我当初觉得的那么简单，护士要学的东西很多。不仅要练好操作而且专业课必须扎实。途中，很多人都问我：为什么选这个专业，现在医患关系如此紧张，时不时新闻上出现护士医生被打的事件。你难道不害怕吗！当然怕啊，但是，如果所有人都放弃不当护士，那生病了谁来帮我们打针挂盐水呢！我相信总有一天患者会明白我们的苦处，给予我们应有的尊重，因此我依旧坚持下来了。

马上就要实习了，听上届学姐说他们每天做的事情很琐碎。比如每天整理床位，为患者量体温，测血压，为患者翻身，打针输液等。这些事看似平凡，却有它存在的意义。体温可以间接反映患者病情变化，翻身可预防压疮产生。因此这些看似平凡的工作是不可或缺的。

护士工作最主要还要有团队意识。因为一个科室有那么多患者，如果相互不配合的话，一个人是不可能完成工作的。还记得操作考试的时候，老师让我们按组考试。一开始我是挺不理解的，我觉得我的成绩应该掌握在自己手中，后来学习 CPR 的时候，我发现靠自己一个人是不行的，要和另外的同学配合才可以完成。现在我已经习惯这个组，觉得这样大家可以互相帮助。

在学习各种专业课、各种操作以及面对各种严格的考试,我知道成为一名合格的护士并不容易。直到自己穿上护士服的那一刻,我才明白肩上的担子有多重,工作的时候认真、用心,不能出点滴差错,也许我们一个小小的失误就可能会给患者的康复甚至生命带来影响。所以从现在开始,我必须要改掉自己粗心大意的坏习惯,认真学习,努力实践,只有这样才能成为一名合格的护士。

护理职业道德经典电影分享——《护士日记》

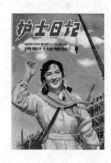 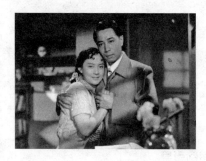

护校学生简素华不顾男友反对,毕业后毅然来到北方一个工地医务站工作,热情地投入到工作中。医务站站长莫家彬和护士顾惠英是一对恋人,但成天只顾谈情说爱,对工作毫无热情,简素华克服困难,忘我工作,受到大家的好评和爱戴,工区主任高昌平在支持她的同时也渐渐爱上了这个工作努力认真的年轻姑娘。顾惠英和莫家彬逐渐改变了工作态度,医务站的工作开始蒸蒸日上。简素华的男友强迫简与他一起返回上海。简素华断然与他分手,和高昌平一起继续率领群众积极……

第七章　护理美学与护理礼仪

 学习目标

（1）了解美的概念和内涵；礼仪的概念、护理职业礼仪。

（2）熟悉美的形式和范畴以及美的基本形态；社交礼仪和护理职业礼仪的内容、特征和规范。

（3）掌握护士的审美素质和美学在护理工作中的应用；在实际的护理工作与生活中灵活运用社交礼仪和护士职业礼仪。

第一节　护理美学

护理是集人类心灵之美与行为之善与双手之巧与意态之柔于一体的职业。

——弗洛伦斯·南丁格尔

案例引导

医院护理部主任到各科室检查新员工入职情况，心内科新进护士小王原本的黑发染成了灰白色，工作服下摆露出了大红色长裙，靠在治疗室门口，拿着手机边聊微信边等待交接班。第二天，小王被辞退了。

试从护理美学角度分析小王被辞退的原因。

一、美与美育

（一）美的概念

美是能引起人们美感的客观事物的共同本质属性的抽象概括。现实（生活）美和艺术美，是美的两个主要表现形态。

（二）美的基本形态

根据美的不同的特征或性质，美的事物、现象一般可分为自然美、社会美、艺术美和科学美 4 种形态。

（三）美育的概念

美育是一种以美学理论为基础，以艺术教育、情感教育为手段，通过美的事物的熏陶和感染，培养受教育者鉴赏美、接受美、创造美的能力，从而达到提高审美修养，形成审美态度，学会审美生存，培养完整人格，提升人生境界的一种教育。

二、 护理美学概述

（一）护理与美学

在护理美学范畴中，美的具体内涵就是要使千差万别的人，都能达到治疗或康复所需的最佳身心状态，以及促进护理科学向前发展的各种积极因素。其规律既有客观标准，又有多样表现。护理美的基本规律是将护理科学的知识、技术和思想品德等内在形式通过具体可感、悦耳、悦目的优美的外观形式表现出来，促使护理对象的身心获得健康的满足。

（二）护士的审美素质

护士审美修养是指护士通过美学理论的学习，在护理实践活动中自觉地进行自我锻炼、自我培养、自我陶冶所取得的感受美、鉴赏美、创造美的能力和品质的过程。

（三）护理工作中的美学应用

》》》 1. 护理科学的艺术美 》》》

护理职业就是一种带有艺术性的职业。护理工作本身就具有美的价值，它是心灵美与技术美的高度结合。南丁格尔早就说过要使千差万别的人都能达到治疗或康复所需要的最佳身心状态，本身就是一项最精细的艺术。例如，手术医生与器械护士的配合，手术医生与麻醉师、护士的信息沟通，主刀与助手的协作和每个动作的合作，每个阶段的衔接，都是医生与护士共同的创造性劳动，具有和谐一致的丰富多彩的美的特性，也是一种和谐美。手术室护士工作的特点是专注、集中，动作迅速准确，快中有准、准中有美，从而达到恰到好处的审美境界，从中获得美的享受。

护理人员不仅需要心灵的内在美德和娴熟的护理技术，而且应该延伸和拓宽自身的艺术视野，充实和深化美学修养，体现护理科学质的飞跃，使护理科学达到一个更高的境界。

>>> 2. 护理的技术美 >>> >>>

护理技术美表现在护士为患者提供各种治疗和护理过程的始终，它是以科学、严谨的操作原则和程序以及护士精湛的技术水平为基本内容，表现为护士操作时严肃认真、一丝不苟的工作态度，掌握技术的熟练程度，以及护士体态优美，动作自然流畅等。

>>> 3. 护士的仪表美 >>> >>>

仪表指人的外表姿容，行为指人的举止投足。日常工作中护士在仪表、行为中体现护理职业特点的外在美。如护士的服饰、仪容、姿态、风度等。护士仪容以庄重典雅为美，面带微笑，着装合体，干净整齐；面部略施淡妆，不佩戴首饰及粗大的耳饰、项链，给患者以美好、简洁、健康的印象。保持勤洗手、刷牙、洗澡、剪指甲等良好的卫生习惯。工作服要清洁、平整、合体，无污渍、血迹。进病房门之前先敲门并随手关门，执行护理操作时注意保护患者的隐私。靠走廊右侧行走，主动给患者让行。站姿"立如松"，表现出挺拔的美；坐姿"坐如钟"，表现出沉着、稳重的静态美；行姿"行如风"表现为步态轻盈、敏捷的动态美；同时展现气质高雅、谦和礼让的风度，使患者感受到白衣天使的外在美。

4. 护士的语言美

语言是人们在社会生产中广泛运用的一种沟通工具，人们通过语言传递信息和交流感情，沟通人际关系。因此，护士语言美直接影响到护患关系。

护士与患者交流中应注意谈话技巧的艺术性，采取倾听、重复、提问的方式，让患者感到自己的想法和观点被理解、重视。对不同的患者，用以不同的问题，采用灵活多变的方式。如用开放式提问询问病情症状，用启发式谈话诱导患者说出心理感受，用讨论式方法征求患者意见，用疏导式的交谈缓解患者的负面情绪等。同时还应注意语言的道德性和高尚性，既要亲切温和，也要严肃认真。实事求是地向患者及家属介绍病情和治疗情况。不谈患者隐私，保护患者秘密。交谈中多使用敬语和关切的语言，满足患者希望被尊重、被关怀的需求。

5. 护理职业的社会美

中华护理学会对护理工作提出的"安静、整洁、美观、及时、准确、安全"是护理手段与美相结合的具体表现，是护理职业者美好形象的高度概括。救死扶伤包含着神圣的道德美、精湛的护理技术和高尚的职业道德，可以说是护理天平上的两个砝码，缺一不可。

在护理活动中护士担当着特殊的角色，她们接触患者的机会最多。护士首先展现在患者面前的形象应该是端庄的仪表、落落大方的神态、充沛的精力，这样才能使患者消除陌生感、恐惧感，从而对医院产生安全感、依赖感，唤起患者对生活的热爱和对美的追求,以分散对病痛的注意力,增强战胜疾病的信心。

在护理工作中护士要针对患者的情况创造性地施之以爱,使患者在她们身上看到真善美的统一,得到美的享受,产生愉悦的心情。护士从执行医嘱到观察病情,实施技术护理到为患者提供各种社会服务和心理咨询,这些平凡而琐碎的工作是护士心灵美和职业形象美的高度结合。这个标准的实现,可以使患者在视觉上感到美观,听觉上感到安宁、恬静,情感上感到亲切、温暖,从而产生良好的生理、心理效应,达到治疗或康复所需要的最佳身心状态,加速疾病的治疗与机体的康复,以达到最佳的治疗效果。

第二节　护理礼仪

礼仪的目的与作用本在使得本来的顽梗变柔顺,使人们的气质变温和,使他尊重别人,和别人合得来。

——约翰·洛克

案例引导

护士小美,去美容院把头发染成了大红色。第二天早上上班画了个漂亮的淡妆,出门前喷上了香水,精神焕发去上班。早上交接班时,有的同事觉得她香气袭人,有的同事开始不停地打喷嚏。

试分析,作为一名护士,小美的仪容修饰是否恰当。

一、礼仪概述

(一)礼仪的概念

礼仪是一个人、一个组织乃至一个国家和民族内在的精神文化素养的显示,也是协调人际关系的约定俗成的行为规范。

(二)礼仪的内涵

(1)个人修养的角度:一个人的内在修养和素质的外在表现。

（2）道德的角度：为人处世的行为规范或准则。

（3）交际的角度：人际交往中实用的一种交际方式。

（4）民俗的角度：人际交往中必须遵行的律己敬人的习惯形式。

（5）传播的角度：人际交往中进行相互沟通的技巧。

（6）审美的角度：人的心灵美的必然的外化。

二、 护理礼仪概述

（一）护理礼仪的概念

护理礼仪是护士在护理活动中，为了协调人际关系、表示互相尊重而遵循的共同认可的言行规范和程序。它既是护士修养的外在表现，也是护士职业道德的具体体现。

（二）学习护理礼仪的意义

（1）学习护理礼仪是现代医学和社会进步的必然要求。

（2）学习护理礼仪是适应护理快速发展的需要。

（3）学习护理礼仪是建立良好护患关系的需要。

（4）学习护理礼仪是培养护士良好的素质修养、树立良好专业形象的重要手段之一。

（三）护理礼仪主要内容

护理礼仪主要内容包括护士仪容礼仪、护士服饰礼仪、护士体态礼仪、护士言谈礼仪和护士工作礼仪。

▷▷▷ 1. 护士仪容礼仪 ▷▷▷

仪容通常指人的外貌或容貌，主要包括头部和面部。仪容美是仪容自然美、修饰美、内在美的高度统一。仪容遵循适度性、协调性、表现个性的原则。其中协调性原则包括与服装、年龄、身份、职业、季节、时间、场合、环境相协调。护士仪容礼仪包括：

（1）护士面部修饰要求：形象端庄、整洁简约、面部保养（保持皮肤充足水分、保证充足的睡眠、避免外界刺激、放松身心）。其中护士化妆要求包括淡妆上岗，自然柔和，得体大方。护士发式要求包括整洁、简练、明快、方便、自然。

（2）目光表情主要表现为谦恭、友好、真诚、适时。护士应学会运用目光表达：注视的部位包括双眼、面部、全身、局部；注视的角度包括正视、平视、仰视；注视的时间注意长与短；目光的变化包括眼睑的闭合、眼球的转动；并能兼顾多方。

（3）面容表情主要表现为护士的微笑。微笑的作用有调节情绪、获取信任、消除隔阂、有益身心。护士应注意做到整体配合、体现一视同仁、注意环境与场合、学会控制不良情绪。

➤➤➤ 2. 护士服饰礼仪 ➤➤➤ ➤➤➤

（1）护士服的着装要求：仅供上班时着装、佩戴工作牌、整齐清洁、简约端庄。

（2）护士帽的佩戴要求：燕尾帽与圆帽。

（3）护士口罩的佩戴要求：保持清洁美观；不可露出鼻孔；不使用时不宜挂于胸前。

（4）护士鞋的要求：样式简洁，以平跟或浅坡跟软底为宜；颜色以白色或乳白色为佳；要注意防滑，舒适干净。

➤➤➤ 3. 护士体态礼仪 ➤➤➤ ➤➤➤

护士工作中基本体态包括手势、站姿、坐姿、行姿与蹲姿。

（1）手势：使用规范的手势；手势的使用宜少忌多。基本手势包括：垂放、背手、自然搭放、持物、鼓掌、夸奖、指示、道别。

（2）站姿：要求为挺、直、高、稳。

（3）坐姿：坐姿端正，不仅给人以文静、稳重、冷静、沉着的感觉，而且也是展现自我良好气质的重要形式。

（4）行姿：昂首挺胸，全身伸直；起步前倾，重心在前；脚尖前伸，步幅适中；直线行进，自始至终；双肩平稳，两臂摆动；全身协调，匀速行进。

（5）蹲姿：一脚在前，一脚在后，两腿靠紧下蹲；全脚掌着地，小腿基本垂直于地面；后脚脚跟抬起，臀部要向下。

护理工作中常见的体态礼仪包括持病例夹、端治疗盘、推治疗车、推平车、捡拾物品、陪同引导。

⫸⫸⫸ 4. 护士言谈礼仪 ⫸⫸⫸

1）使用礼貌准确的语言

语言文明、得体：尊重患者、注意语言艺术。语言准确、规范：语言清晰、声调柔和；语言准确、言简意赅；语法正确、合乎逻辑；注意语言的保密性原则。

2）选择恰当的谈话内容

护理专业性交谈有明确的专业目的性。互通信息交谈和治疗性交谈谈话内容各有侧重，其中互通信息交谈是为了获取或提供信息；治疗性交谈是为解决患者的健康问题实施的交谈。

3）运用有效的沟通技巧

以真诚、尊重的态度与患者沟通；交谈过程中使用倾听的技巧；在交谈中不断核实信息；适时地使用沉默；有技巧地提问。

⫸⫸⫸ 5. 护士工作礼仪 ⫸⫸⫸

（1）基本要求：尊重服务对象、诚实守信、举止文雅、雷厉风行、共情帮助。

（2）操作前的礼仪：充分准备、得体的仪容举止、清晰的解释。

（3）门诊护理工作礼仪：注重自己的仪表、表情、眼神、姿态和语言，为患者创造舒适的就医环境，热情接待、耐心解答，做好健康保健知识的宣传员。

（4）急诊护理工作礼仪：充分做好急救前的准备工作，积极、主动、有效地配合诊治和抢救，妥善处理好与家属的关系，急不失礼且忙中守节。

（5）病房护理工作礼仪：内科病房护理工作礼仪包括培养细致的病情动态观察能力，充分理解患者，做好心理护理，培养良好的心理素质，具备良好的健康教育能力。外科病房护理工作礼仪包括做好术前宣教，稳定患者情绪；术后及时告知手术效果；及时帮助患者缓解疼痛；鼓励患者积极面对术后特殊状态。

》》》 6. 护士礼仪展示 》》》

合格的护士应做到着装整洁端庄，仪表举止落落大方，不浓妆艳抹，一头秀发束缚于燕帽之后，长不过肩，象征着护士的自信心和荣誉感，典雅而不脱俗，体现出职业的特点。护士的体态语言影响着患者的情绪，护士的行为及各项操作均要姿势准确、优美。作为一名合格的护士，不仅要有丰富的理论知识，娴熟的专业技术和良好的心理品质，还要有良好的护士形象。

1）走姿

走路时两脚轻稳，行走的过程中要头正肩平，双目平视，抬头、挺胸、收腹、提臀，重心在前，自然摆动，步履轻捷，弹足有力。从你们的脸上我们看到了人间的真善美，从你们的步伐我们感受到了爱在荡漾。

2）站姿

亭亭玉立的站姿能展示护士的职业风采，站时要挺、直、高、稳。自然站立.胸、颈、背自然挺立，两腿并拢、两脚前后错开，双手自然下垂,或轻握于下腹部。

3）蹲姿

面带微笑,徒步行走,下蹲拾东西,以规范得体的形体语言展示着护士礼仪修养的重要性(拾东西)。(持病例夹)在查房过程中,手持病例夹,持病历夹放在前臂内侧,一手轻握一侧靠近腰部与身体成锐角。

课后习题

（1）护士化妆的意义是什么？

（2）你作为一名正在参加毕业实习的护生,即将参加某医院组织的护士招聘面试,请你为自己搭配一套与你身份、体型、脸型、肤色等协调,并能体现你独特气质和个性的服饰。

（3）护士仪态礼仪的重要意义,如何自觉履行护士职业礼仪规范？

（4）如何理解护理理念中的美学思想？

第八章 护理科学思维

 学习目标

(1) 了解临床思维、评判性思维及创新性思维的概念。

(2) 熟悉评判性思维与创新性思维在护理实践中的应用。

(3) 掌握护士临床思维的培养。

第一节 护理临床思维

知识,只有当它靠积极的思维得来,而不是凭记忆得来的时候,才是真正的知识。

——托尔斯泰

案例引导

患者,男性,20 岁。主诉上腹部疼痛 2 年,加重 4 天。半年前开始间断性出现上腹部疼痛,呈钝痛,空腹时加重,进食后可缓解,无夜间痛,同时伴有反酸、嗳气、胃灼热,未服药。4 天前饮酒后腹痛加重,呈绞痛,向后背部放射,伴有恶心,无呕吐。

试述该病例的临床思维。

一、 护理临床思维的概念与特点

(一) 护理临床思维的概念

护理临床思维是指护理人员在充分收集与疾病相关的感性资料的基础上,运用各种思维方式与方法,在对所获取的资料及逆行分析判断、概括推理、验证补充、修改完善的基础上,对患者健康问题进行评估、诊断、护理、预防等思维过程或思维活动。

（二）护理临床思维的特点

（1）复杂性：病症、心理的复杂性。

（2）动态性：临床思维活动与疾病的发生、发展均是一种动态过程。

（3）个体的差异性：病种、病程、季节、地区、年龄、性别等差异。

（4）时限性：临床思维需要果断的决策。

（5）所需临床资料的全面性：生理、心理、社会等各方面的资料。

（6）思维主体与客体交互作用：既要发挥患者的主观能动性，又要排除患者过多的主观因素对临床思维和诊断的干扰。

二、 护理临床思维的培养

（一）护士应有的临床思维品质

》》》 1. 系统性 》》》

系统性就是把研究对象放在系统中加以考虑，从而揭示系统运动规律和功能特征，以达到对事物的最佳处理。当前整体护理的思维模式就集中体现了护理思维的系统性。它强调从人的整体性出发，在对整体的结构、功能等进行初步综合认识的基础上，再进行要素与要素之间关系的具体分析，在此基础上，再进行整体的综合，由此建立必要的护理模型。

》》》 2. 深刻性 》》》

深刻性指在思维过程中，善于透过问题的现象而深入问题的本质，及时发现问题，抓住问题的关键，恰如其分地解决问题。护士工作涉及面广，患者病情又复杂多变，这就要求护士思考、分析问题时要周密详尽，以杜绝差错的发生。

3. 预见性

预见性是人们利用现有的知识、经验和手段,对事物的未来状况预选做出推断和判断的思维特征。护理思维的预见性是建立在对思维对象发展必然性认识的基础上。

4. 逻辑性

逻辑性指在思维过程中,能严格遵守各种逻辑规则,条理清楚,层次分明,概念准确,判断有据,论证有理,始终如一。

5. 敏捷性

敏捷性指在思维过程中,思维活动十分迅速、果断。对问题的变化觉察快,应变能力强,有"触类旁通"的能力,并有创新,是一种较深刻成熟的优秀品质,它保证了思维活动的高效率。

(二)护理临床思维的培养方式

1. 进行课程设置改革

目前很多医学院校实施跨学科课程、综合课程或以能力为中心的课程体系。入学第 1 学期即接触临床和患者,加大临床见习和临床实习的比重。临床实习不再集中在最后 1 年,而是在讲授课程的同时进行,这样可以使护生尽早接触临床,尽可能多且反复接触临床、接触社会和家庭中的健康人群。这样更有利于整体护理的开展,有利于在学习的早期阶段形成正确的临床护理思维。

2. 教学模式的改变

许多院校在传统教学模式的基础上增加多种教学模式激发护生学习的积极性和主动性,引导护生学会学习、学会思考、学会正确的护理临床思维。

（1）案例教学。把病例讨论应用到课堂、临床见习、临床实习的不同阶段。培养护生的思维、观察、独立思考问题、综合运用知识的能力。

（2）PBL教学。以问题为中心引导学生，以提问的方式进行学习。把实践中的案例带入课堂，既加深了理论知识的印象又对这些知识有了新的感性认识。

（3）开展科研活动。鼓励护生进行一些科研活动，让护生形成一种新的护理观念。这不仅使护生养成日常收集资料的习惯。也有利于培养护生的科研意识与循证思维。

（4）带教方式的改变。在见习和实习阶段实行导师制，由1名教师带多名护生改变为只带1~2名护生，这样便于护生间的交流，出现问题共同探讨，增强护生临床思维和综合能力。

3. 在护生进入临床前加强临床思维的训练

在学习一定章节课程后，有选择地安排专题讲座，进行病历分析讨论，请专家、教授就临床思维方法的训练进行专门讲课，以问题为引导，介绍护生参考有关书籍和杂志，启发护生主动学习，使护生充分参与研究讨论。这是培养护生临床思维方法和表达能力的极好途径。

4. 利用各种途径和方法培养护士临床思维

第一是运用自学与科室业务讲课相结合巩固基础知识；第二是坚持床旁教学查房；第三是坚持以问题为主的护理查房；第四是倡导循证护理思维方法。

利用晨会交接班之机，护士长就护理基本理论、专科相关知识、患者的具体护理对护士提问来加强和培训本科护士的临床思维能力。在护理查房的实践中,进行以问题为本的示范查房,建立护理查房的旁路控制体系。提高护士发现问题、解决问题、防范问题发生的能力;通过循证护理思维的培养增强护士的科研能力及科研意识,促进临床思维的发展。

第二节　护士的评判性思维

思维是灵魂的自我谈话。

——柏拉图

案例引导

护士小李在执行医嘱"1床,王丽,10%GS注射液500 ml,VD,st"的时候,突然想到,"患者王丽血糖很高,而且一直以来都是输等渗糖盐水,难道是自己记错了,还是医生有其他考虑,她又看了看病历,血糖是挺高的,会不会是医生写错了,怎么办? 算了,我还是去问问吧。"

试分析:

(1) 小李是否具有评判性思维? 为什么?

(2) 怎样才能提高护理评判性思维能力?

一、 评判性思维概述

(一) 评判性思维的概念

评判性思维是一种有目的、自我调整的判断过程,包括阐述、分析、评价、推理及对证据、概念、方法、标准的解释说明,或对判断所依据的全部情景的考虑。

为了更好地促进评判性思维对护理实践的指导,很多学者从护理角度重新定义评判性思维。1994年,Chaffee为评判性思维下定义为：一种积极的、有组织的、用于仔细审视自己和他人思维的认知过程。同年，Kataoko-Yahiro 和 Saylor 提出护理学科中的评判性思维是对护理问题解决方法的反思和推理过程，着重于决定相信什么或做什么。1997 年，Oermann 将护理评判性思维定义为成为有效的临床问题解决和临床决策的思维过程，该定义侧重于思维的结果部分，因为护理人员在实践中必须将思维转化为行动，这才是思维的最终目的。1999 年，美国护理学者 Alfaro-LeFevre 提出护理专业的评判性思维的定义是一种有目的的、指向目标的思维能力，这种能力以科学的原理和方法作为基础，依据实际情况做出判断。中国学者陈保红等提出评判性思维的定义是关于护理决策有目的、有意义的自我调控的判断过程和反思推理过程。

综合已有的理论研究成果和评判性思维在我国护理领域的应用成果，可以认为护理学科中的评判性思维是对临床护理问题解决方法进行的有目的、有意义的自我调控性的判断、反思、推理及决策过程。

（二）评判性思维的组成

评判性思维首先是一种理性思维；评判性思维理论是一个完整体系，包括智力（知识）、经验、认知技能和态度倾向 4 个基本结构要素；反思和推理是评判性思维的实质过程；决策是护理评判性思维的核心目的；护理程序是评判性思维的应用工具。

（1）智力因素：医学基础知识、人文知识、护理学知识。

（2）认知技能因素：分析—识别—寻求信息—逻辑推理—预测—知识迁移—解释说明。

（3）情感态度因素：自信负责、公正客观、执着探究、学术正直、灵活调整、勇于创造、开放思维等。

（4）经验因素：临床实践习得、总结。

（三）评判性思维的特点

（1）自主思考。

（2）质疑反思。

（3）审慎开放。

（4）探索创新。

二、 评判性思维在护理实践中的应用

（一）评判性思维在护理教学中的应用

教学过程中启发性的问题可以促进学生练习既往学过的知识，并进行深层次的思考，如洗胃液每次灌注量为什么以 300～500 ml 为宜？肝性脑病的患者为什么禁忌用肥皂水灌肠？热湿敷时受敷部位为什么需要涂凡士林？

（二）评判性思维在护理临床实践中的应用

某新入院女患者，体温 39.4℃，皮肤干燥、潮红，诉腰背部疼痛，小便次数减少，尿量减少。医生开医嘱进行补液，此时应快速补液还是减慢速度取决于对患者的判断。根据这些资料，护士初步判断这位患者可能存在排泄功能上的问题。为了做出正确的护理诊断，护士进一步深入地询问患者，得知患者自两天前患感冒后有呕吐的症状，饮水较少，触诊膀胱，并没有发现胀满情况，即显示患者没有排泄功能障碍。

最终护士判断尿量减少、体温升高及皮肤干燥潮红可能是由于水的摄入量不足造成的，腰背疼痛与发热有关，于是决定加快输液速度，经过护理，症状缓解并逐渐消失。

第三节　护士的创新性思维

提出一个问题往往比解决一个问题更重要,因为解决问题也许仅是一个数学上或实验上的技能而已,而提出新的问题,新的可能性,从新的角度来看旧的问题,却需要有创造性的想象力,而且标志着科学的真正进步。

——爱因斯坦

案例引导

"三分医疗,七分养",在如今的医院里,护理的作用越来越重要。在护理的不同环节,服务流程或者医疗器具的小小创新和改良会给患者带来更舒适的体验,并让医院的服务质量大幅提高。试述你对此有什么看法?

一、 创新性思维的概念与特点

（一） 创新性思维的概念

从护理的角度来看,创新性思维是护士在临床实践与科研活动中重新运用已获得的知识经验,提出新途径方式、方法等,并创造出新思维成果的一种思维。

（二） 创新性思维的特点

（1）独特性。

（2）求异性。

（3）广阔性。

（4）敏捷性。

（5）偶然性。

（6）跳跃性。

(7) 综合性。

(8) 联动性。

(9) 跨越性。

(10) 开放性。

二、 创新性思维在护理实践中的应用

(一) 护理理论创新

护理理论创新：新的理念、学说、概念、模式等。

美国护理学家奥瑞姆提出了自护的护理模式；中外护理学者提出了循证护理的新概念；英国的学者麦金尼斯等系统提出了治疗腿部压疮的 RCN 循证护理指南。

(二) 护理实践创新

(1) 护理教育实践：以问题为中心教学法。

(2) 护理技术：气囊肛管代替传统肛管灌肠。

(3) 护理器材：PICC 简便衣。

(4) 护理管理：新型护理管理软件。

(5) 护理服务：慢病患者的延续护理。

案例

改良灌肠器在远端造口肠道准备中的应用

护理器材创新：徐红莲等应用普通一次性灌肠器加硅胶奶嘴能很好地预防灌肠液的反流，保证灌肠液进入肠腔，达到清洁肠道的目的。为预防造口患者检查远端肠管提供了满意的肠道准备，且操作方便，所用器具造价低廉。

护理实践：15 例患者肠道准备中无腹痛、腹胀及肠穿孔等并发症发生（见下图）。

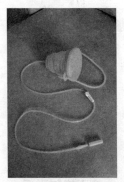

改良灌肠器前端实物图

[护理病例讨论]

患者女性,40 岁,教师,主诉心慌气急 10 年,反复咯血丝痰 8 年。3 天前因受凉致症状加重而入院治疗。体检:T38.9℃,P116 次/min,R30 次/min,Bp12.5 kPa/9 kPa,CVP1.6 kPa,两颊紫红,口唇发绀,从护士站走到病房亦有心悸、呼吸困难症状,心律不齐,心电图示"房颤";下肢水肿严重,颈静脉怒张。24 小时尿量 350 ml。患者对治疗没有信心,哭泣,诉心烦意乱,不愿与人交谈,对治疗能配合。

医疗诊断:风湿性心脏病　心力衰竭。

治疗方案:静脉用抗生素;口服强心剂、利尿剂。

请你对该患者进行护理评估,写出该患者主要的护理问题及护理计划。

课后习题

(1) 你认为自己是否具有创新性思维? 怎样培养?

(2) 在护理工作中如何运用评判性思维?

附　录

附录 1

南丁格尔誓词

余谨以至诚，

于上帝及会众面前宣誓：

终身纯洁，忠贞职守。

勿为有损之事，

勿取服或故用有害之药。

尽力提高护理之标准，

慎守患者家务及秘密。

竭诚协助医生之诊治，

勿谋病者之福利。

谨誓！

The Florence Nightingale Pledge

I solemnly pledge myself before God and in the presence of this assembly，

to pass my life in purity and to practice my profession faithfully.

I will abstain from whatever is deleterious and mischievous，and will not take or knowingly administer any harmful drug.

I will do all in my power to maintain and elevate the standard of my profession,

and will hold in confidence all personal matters committed to my keeping and all family affairs coming to my knowledge in the practice of my calling.

With loyalty will I endeavor to aid the physician in his work,

and devote myself to the welfare of those committed to my care.

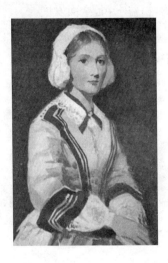

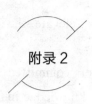

附录2

医学生誓言

健康所系、性命相托！

当我步入神圣医学学府的时刻，谨庄严宣誓：

我志愿献身医学，热爱祖国，忠于人民，恪守医德，尊师守纪，

刻苦钻研，孜孜不倦，精益求精，全面发展。

我决心竭尽全力除人类之病痛，助健康之完美，维护医术的圣洁和荣誉。

救死扶伤，不辞艰辛，执着追求，

为祖国医药卫生事业的发展和人类身心健康奋斗终生！

———国家教委高教司［1991］106号　附件四

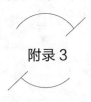

附录3

希波克拉底誓言

医神阿波罗、埃斯克雷彼斯及天地诸神作证,我希波克拉底发誓:

我愿以自身判断力所及,遵守这一誓约。凡教给我医术的人,我应像尊敬自己的父母一样,尊敬他。作为终身尊重的对象及朋友,授给我医术的恩师一旦发生危急情况,我一定接济他。把恩师的儿女当成我希波克拉底的兄弟姐妹;如果恩师的儿女愿意从医,我一定无条件地传授,更不收取任何费用。对于我所拥有的医术,无论是能以口头表达的还是可书写的,都要传授给我的儿女,传授给恩师的儿女和发誓遵守本誓言的学生;除此三种情况外,不再传给别人。

我愿在我的判断力所及的范围内,尽我的能力,遵守为患者谋利益的道德原则,并杜绝一切堕落及害人的行为。我不得将有害的药品给予他人,也不指导他人服用有害药品,更不答应他人使用有害药物的请求。尤其不施行给妇女堕胎的手术。我志愿以纯洁与神圣的精神终身行医。因我没有治疗结石病的专长,不宜承担此项手术,有需要治疗的,我就将他介绍给治疗结石的专家。

无论到了什么地方,也无论需诊治的患者是男是女、是自由民是奴婢,对他们我一视同仁,为他们谋幸福是我唯一的目的。我要检点自己的行为举止,不做各种害人的劣行,尤其不做诱奸女患者或患者眷属的缺德事。在治病过程中,凡我所见所闻,不论与行医业务有否直接关系,凡我认为要保密的事项坚决不予泄露。

我遵守以上誓言,目的在于让医神阿波罗、埃斯克雷彼斯及天地诸神赐给我生命与医术上的无上光荣;一旦我违背了自己的誓言,请求天地诸神给我最严厉的惩罚!

Hippocratic Oath

I swear by Apollo Physician and Asclepius and Hygieia and Panaceia and all the gods and goddesses, making them my witnesses, that I will fulfil according to my ability and judgment this oath and this covenant:

To hold him who has taught me this art as equal to my parents and to live my life in partnership with him, and if he is in need of money to give him a share of mine, and to regard his offspring as equal to my brothers in male lineage and to teach them this art—if they desire to learn it—without fee and covenant; to give a share of precepts and oral instruction and all the other learning to my sons and to the sons of him who has instructed me and to pupils who have signed the covenant and have taken an oath according to the medical law, but no one else.

I will apply dietetic measures for the benefit of the sick according to my ability and judgment; I will keep them from harm and injustice. I will neither give a deadly drug to anybody who asked for it, nor will I make a suggestion to this effect. Similarly I will not give to a woman an abortive remedy. In purity and holiness I will guard my life and my art. I will not use the knife, not even on sufferers from stone, but will withdraw in favor of such men as are engaged in this work.

Whatever houses I may visit, I will come for the benefit of the sick, remaining free of all intentional injustice, of all mischief and in particular of sexual relations with both female and male persons, be they free or slaves. What I may see or hear in the course of the treatment or even outside of the treatment in regard to the life of men, which on no account one must spread abroad, I will keep to myself, holding such things shameful to be spoken about.

If I fulfill this oath and do not violate it, may it be granted to me to enjoy life and art, being honored with fame among all men for all time to come; if I transgress it and swear falsely, may the opposite of all this be my lot.

附录4

国际护士誓词

我宣誓,我志愿献身护理事业,热爱护理专业,

谨奉社会主义人道主义精神,坚定救死扶伤的信念,

尊重病人的权利,履行护士的职责。

我宣誓,以真心、爱心、责任心对待每一位病人,永葆白衣天使的圣洁。

我宣誓,求实进取,钻研医术,精益求精,坚定信心,忠于职守。

我宣誓,接过前辈手中的蜡烛,燃烧自己,照亮他人,

把毕生精力奉献给护理事业。

宣誓,我宣誓,我永远记住今天,永远记住这伟大而庄严的誓词。

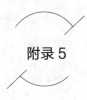

附录 5

志愿者誓词

我愿意成为一名光荣的护理志愿者。

我承诺：

要以南丁格尔为榜样，

尽己所能，帮助他人，服务社会。

践行红十字人道、博爱、奉献精神，

开展护理志愿服务。

保护生命，维护健康，

传播健康理念，促进社会和谐进步。

中国南丁格尔志愿护理服务总队

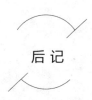

后 记

立德树人是为了培养中国特色社会主义的合格建设者和可靠接班人。上海立达职业技术学院紧紧围绕"培养什么样的人、如何培养人以及为谁培养人"这个根本问题,坚持把立德树人作为教学工作中心环节,积极推进把思想政治工作贯穿教育教学全过程,践行全员、全方位、全过程育人的实践。2017 年初,校党委制订了"加强和改进思想政治教育工作三年计划",明确要求将思想政治教育的内容融入到通识课、专业课等各门课程的教学中,将课程思政建设作为一项系统性工程来建设。强调学校课程教学必须围绕知识传授与价值引领相结合,达到立德树人,润物无声的目的。

《护士人文修养》这门护理专业基础课程,以护理专业人员的"基因"——爱伤观念为切入点,以专业技能知识为载体,融入大学生社会责任意识教育,对培养学生敬业精神和友善意识具有较强的针对性、实效性,符合课程思政的基本要求。2017 年被学校课程思政工作室确定为专业教学课程思政试点,在党委的领导下和课程思政工作室的指导下,课程主讲教师和医院临床带教老师,结合课程教学的育人要求以及临床对护理专业学生的基本素质要求,重新设计了相应的教学内容,进一步丰富了这门课程的德育内涵。进而形成了学校课程思政探索和实践的新成果,编写了具有立达学院特色的课程思政校本教材——《护理文化与职业道德修养》。

由于编写时间较紧,书中可能会存有不足或错漏,敬请各位读

者在使用过程中及时提出宝贵意见，我们将不断予以改正和
完善。

上海立达职业技术学院课程思政工作室
2018 年 1 月